Walid Salem

Biomécanique 3D de la colonne cervicale

Walid Salem

Biomécanique 3D de la colonne cervicale

De la physiologie inter-segmentaire à la manipulation ostéopathique par haute vitesse basse amplitude "études in vivo"

Presses Académiques Francophones

Impressum / Mentions légales

Bibliografische Information der Deutschen Nationalbibliothek: Die Deutsche Nationalbibliothek verzeichnet diese Publikation in der Deutschen Nationalbibliografie; detaillierte bibliografische Daten sind im Internet über http://dnb.d-nb.de abrufbar.
Alle in diesem Buch genannten Marken und Produktnamen unterliegen warenzeichen-, marken- oder patentrechtlichem Schutz bzw. sind Warenzeichen oder eingetragene Warenzeichen der jeweiligen Inhaber. Die Wiedergabe von Marken, Produktnamen, Gebrauchsnamen, Handelsnamen, Warenbezeichnungen u.s.w. in diesem Werk berechtigt auch ohne besondere Kennzeichnung nicht zu der Annahme, dass solche Namen im Sinne der Warenzeichen- und Markenschutzgesetzgebung als frei zu betrachten wären und daher von jedermann benutzt werden dürften.

Information bibliographique publiée par la Deutsche Nationalbibliothek: La Deutsche Nationalbibliothek inscrit cette publication à la Deutsche Nationalbibliografie; des données bibliographiques détaillées sont disponibles sur internet à l'adresse http://dnb.d-nb.de.
Toutes marques et noms de produits mentionnés dans ce livre demeurent sous la protection des marques, des marques déposées et des brevets, et sont des marques ou des marques déposées de leurs détenteurs respectifs. L'utilisation des marques, noms de produits, noms communs, noms commerciaux, descriptions de produits, etc, même sans qu'ils soient mentionnés de façon particulière dans ce livre ne signifie en aucune façon que ces noms peuvent être utilisés sans restriction à l'égard de la législation pour la protection des marques et des marques déposées et pourraient donc être utilisés par quiconque.

Coverbild / Photo de couverture: www.ingimage.com

Verlag / Editeur:
Presses Académiques Francophones
ist ein Imprint der / est une marque déposée de
OmniScriptum GmbH & Co. KG
Heinrich-Böcking-Str. 6-8, 66121 Saarbrücken, Deutschland / Allemagne
Email: info@presses-academiques.com

Herstellung: siehe letzte Seite /
Impression: voir la dernière page
ISBN: 978-3-8416-2927-2

À MON ÉPOUSE EMAN
À MES ENFANTS MONA ET ZEID

"Fish does not see the water because that is very basis of its existence"

WHERE MEDICINE WENT WRONG
(REDISCOVERING THE PATH TO COMPLEXITY)

BRUCE J. WEST, 2011

Chapitre I   Introduction générale

Le rachis cervical fait partie des systèmes articulaires les plus complexes du corps humain. On peut décrire 2 articulations pour C0-C1, 4 pour C1-C2, 5 pour chaque étage sous-jacent jusqu'à C6-C7 et encore 3 entre C7 et Th1. Selon Testut (1921), il existerait, dans certains cas, des processus unciformes au niveau de la première vertèbre thoracique. Ce système est donc constitué d'approximativement de 34 articulations qui interviennent dans les innombrables mouvements permettant d'orienter la tête dans l'espace.

Selon les différentes cultures, la colonne cervicale est le siège des expressions psycho-émotionnelles et sociales, et prend part de manière importante à la communication non-verbale. Ainsi une tête penchée vers le bas peut exprimer la tristesse, le deuil, la dépression ou la soumission, tandis que "un menton relevé" peut refléter l'optimisme, la confiance en soi ou encore le savoir-faire (Mehrabian et Wiener, 1967; Knapp et Hall, 2010).

L'influence de chaque articulation tant sur la cinématique que sur la dynamique, reste encore largement méconnue. La tête portée par la colonne cervicale est extrêmement mobile, elle pèse entre 4 et 7 kg, repose sur les surfaces glénoïdiennes de l'atlas. La tête et la nuque réalisent plus de 600 mouvements par heure. Aucune autre partie du système musculo-squelettique ne présente une telle fréquence de mouvements (Bland et Boushey, 1990).

La fonction normale da la colonne cervicale exige que tous les mouvements se fassent d'une façon harmonieuse pour permettre d'orienter la tête dans l'espace et maintenir le regard des yeux au niveau horizontal lors de la rotation axiale. Grace à la présence des mouvements couplés au niveau de la colonne cervicale supérieure et inférieure, cette fonction se réalise sans contrainte.

Sur le plan anatomique et fonctionnel, la colonne cervicale est divisée en deux unités qui inter agissent ; la colonne cervicale supérieure comprenant le complexe articulaire os occipital-atlas-axis (OAA) et la colonne cervicale inférieure à partir des zygapophyses inférieures de C2 jusqu'à C7. La palpation ainsi que l'observation clinique au quotidien, montrent que les mouvements à partir d'une certaine amplitude, ne se limitent pas à la colonne cervicale. Il y existe une certaine contribution de la part des vertèbres thoraciques supérieures. Néanmoins dans ce travail nous nous limitons au rachis cervical tel que décrit classiquement, c'est-à-dire jusque C7.

La colonne cervicale présente une anatomie et une physiologie singulière comparées à d'autres régions vertébrales et montre des mouvements couplés complexes (Panjabi et al., 1986; Raynor et al., 1987; Wen et al., 1993). En outre, d'un point de vue morphologique, les vertèbres cervicales présentent une variabilité interindividuelle susceptible d'influencer de manière significative le comportement biomécanique de l'ensemble (Chancey et al., 2007; Cattrysse et al., 2009; Laville et al., 2009; Cattrysse et al., 2011).

La rotation axiale de la tête induit des mouvements dans les sept étages vertébraux de la colonne cervicale. Cependant, les amplitudes de celle-ci ne sont pas distribuées uniformément entre la colonne cervicale supérieure et inférieure. En effet, 60 % de l'amplitude de la rotation axiale se réalise au niveau de la colonne cervicale supérieure (White et Panjabi, 1990). Dans la colonne cervicale inférieure, le disque intervertébral participe à la limitation du mouvement aussi bien que les ligaments communs vertébraux. Par contre, l'importance des structures ligamentaires qui vont jouer un rôle essentiel dans la stabilisation des articulations CO-Cl et Cl-C2, lors des mouvements de la tête, pourrait être expliquée par l'absence de disque intervertébral.

La colonne cervicale offre un large éventail des mouvements tridimensionnels (3D). La position verticale adaptée à la bipédie, a eu comme conséquence que la rotation axiale soit devenue dominante par rapport aux mouvements dans les deux autres plans. Ainsi chez l'humain, afin de regarder derrière soi, le mouvement principal sera la rotation axiale tandis que chez les quadrupèdes, le mouvement principal sera la latéroflexion (Klein et Sommerfeld, 2012). En plus, les mouvements le plus souvent exécutés par la tête durant les gestes quotidiens sont les rotations axiales et la flexion-extension (Bennett et al., 2002; Cobian et al., 2009).

La rotation axiale de la tête et de la colonne cervicale constituent un facteur clinique important qui va être utilisé par le clinicien dans l'évaluation du patient avant et après traitement. Beaucoup d'auteurs se sont intéressés à la rotation globale de la tête par rapport au tronc afin d'établir des normes en fonction de l'âge et du sexe (Alund et Larsson, 1990; White et Panjabi, 1990; Dvorak et al., 1992; Trott et al., 1996; Feipel et al., 1999a; Bennett et al., 2002; Ferrario et al., 2002; Malmstrom et al., 2006; Lansade et al., 2009). Dans le domaine des thérapies manuelles, la rotation axiale est considérée comme une composante du mouvement à risque potentiel, en particulier lors de la manipulation de la colonne cervicale.

Comme déjà énoncé plus haut, les mouvements des vertèbres cervicales ne sont pas purs. Ils s'accompagnent automatiquement de déplacements tels que des rotations et des translations dans d'autres plans que celui du mouvement principal. Le couplage entre la rotation axiale et la latéroflexion est probablement le plus cité dans la littérature, mais d'autres déplacements se produisent simultanément dans d'autres plans notamment dans le plan sagittal. L'importance de ces couplages varie en fonction du niveau segmentaire et en fonction du mouvement principal. On peut noter également que les amplitudes des mouvements couplés ont été décrites de façon assez variable dans la littérature(Lysell, 1969; Penning, 1978; Penning et Wilmink, 1987; White et Panjabi, 1990; Panjabi et al., 2001b; Mimura et al., 1989; Iai et al., 1993; Jaffrin et Goubel, 1998; Bogduk et Mercer, 2000; Ishii et al., 2004a; Ishii et al., 2004b). A l'issue d'une telle variabilité des descriptions, on retiendra essentiellement qu'au niveau du rachis cervical il n'existe pas de rotation pure ni de latéroflexion pure.

Les douleurs d'origine cervicale sont considérées comme un problème de santé publique majeur, reconnues comme source d'invalidité dans la population générale (Picavet and Schouten, 2003; Hogg-Johnson et al., 2009; Linaker et al., 2011). L'incidence annuelle de la cervicalgie est de 14.6% selon Côté et al. (2004).

La prévalence instantanée de la cervicalgie en France, varie de 14 à 43 % et la prévalence des douleurs cumulées sur un an varie de 21 à 54 %. Les cervicalgies chroniques sont plus fréquentes chez la femme, elles représentent 23 % contre 8 à 16 % pour les hommes (Rat et Guillemi, 2004).

Une revue de la littérature réalisée par Fejer et al. (2006) avait pour objectif de déterminer la prévalence mondiale de la cervicalgie à partir de 56 études épidémiologiques dans 21 pays distribués en Europe, en Asie et en Amérique. La moyenne de prévalence était calculée sur 6 périodes : la prévalence instantanée, par semaine, par mois, par 6 mois, par année et la prévalence pour toute la vie. Pour la prévalence sur toute la vie, les femmes présentent un taux supérieur aux hommes. Pour la moyenne de prévalence annuelle, les pays scandinaves semblent dépasser les autres pays de l'Europe et ceux de l'Asie. Comme le montre la figure I-1, la moyenne de la prévalence annuelle mondiale est de 35 % et celle calculée sur 6 mois est d'environ 30 %.

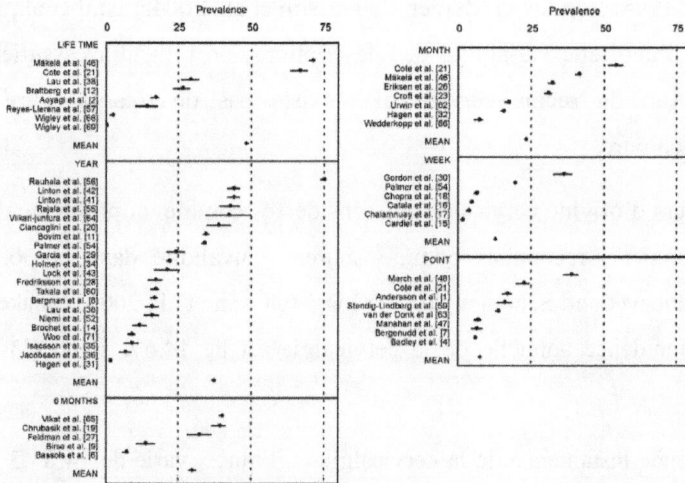

Fig. I-1 : Estimation de la prévalence mondiale dans 21 pays selon Fejer et al. (2006).

Le rachis cervical est également le siège de fréquents dysfonctionnements consécutifs à un traumatisme ou à divers processus dégénératifs, sources d'hyper-mobilité ou d'hypo-mobilité articulaires, de douleurs et d'instabilité. Un dysfonctionnement mécanique réduit significativement les amplitudes de la tête dans les 3 plans, ainsi que celles des mouvements couplés (Feipel et al., 1999b; Guo et al., 2012).

Pour analyser et objectiver la « patho-mécanique », il est au préalable indispensable d'évaluer et de comprendre la mécanique articulaire physiologique.

D'après la littérature, les manipulations cervicales ostéopathiques ont fait la preuve de leur efficacité dans de nombreuses pathologies touchant le rachis cervical, y compris l'Arnoldite et les céphalées de tension (Nilsson et al., 1997 ; Bronfort et al., 2004).

Selon Bronfort et al. (2004), il existe des preuves préliminaires selon lesquelles les manipulations vertébrales associées à un AINS sont supérieures à l'AINS seul, en ce qui concerne la céphalée d'origine cervicale.

D'autres auteurs ont observé que les manipulations et les mobilisations de la colonne cervicale ont des effets comparables sur la douleur et la satisfaction du patient, à court et à long terme chez les patients chroniques (Gross et al., 2004; Gross et al., 2010).

La littérature scientifique reste cependant partagée sur l'efficacité clinique de la manipulation cervicale, à court et à moyen terme. Une étude récente de Cassidy et al. (2012) intitulée « *Should we abandon cervical spine manipulation for mechanical neck pain ?* » se basant sur des études cliniques, des revues de la littérature et des guides de bonne pratique clinique soutient la pratique de la manipulation cervicale. De même que, Guzman et al. (2008) et Hurwitz, (2012), rapportent qu'il ne faut pas abandonner la manipulation cervicale, car lorsque l'on tient compte du risque, du bénéfice et de la préférence des patients, il n'existe pas d'évidence scientifique en faveur de la mobilisation. Selon ces auteurs, la mobilisation n'est pas plus sécurisante pour le patient que ne l'est la manipulation.

Un groupe de travail international multidisciplinaire (Hurwitz et al., 2008; Hurwitz et al., 2009) a réalisé une revue de la littérature sur les essais cliniques randomisés entre 1980 et 2006 sur le meilleur traitement de la cervicalgie. Il suggère que les manipulations cervicales présentent une supériorité par rapport aux traitements médicaux conventionnels, à condition que ce traitement soit associé à des exercices physiques.

L'étude de l'équipe de Wand et al. (2012) contredit les études citées plus haut. Elle insiste sur les risques d'accidents vertébro-basilaires. Cette étude évalue de 1 à 1,7 accidents sur 100 000 patients traités par manipulation cervicale. Ces accidents sont liés à des complications vertébro-basilaires. La règle du "non nocere" primant en médecine, la prise de risque est, selon les auteurs, trop élevée eu égard au bénéfice escompté. Cette équipe conclut qu'il ne faut pas manipuler la colonne cervicale.

Dvorak et al. (1991) ajoutent que les manipulations cervicales restent dangereuses et peuvent être fatales pour le patient si le diagnostic est mal posé ou la manipulation mal exécutée.

Klein et al. (2003), ont rappelé les facteurs de risques intrinsèques, c'est-à-dire ceux liés au patient (par ex : hypertension, hypoplasie de l'artère vertébrale, risque de thrombus) et les risques extrinsèques (par ex : choix de la technique, compétence du praticien, force exercée).

Le risque d'accidents (dissection de l'artère vertébrale ou d'une artère carotidienne, insuffisance vertébro-basilaire, infarctus cérébelleux, compression médullaire, etc.) suite à une manipulation cervicale, même s'il est extrêmement réduit, est néanmoins réel. Ernst en 2007, dans une revue systématique de la littérature, a identifié plus de 200 patients suspectés d'avoir été sérieusement blessés après manipulation cervicale. Les plus courants des effets indésirables graves étaient dus à des dissections artérielles vertébrales. Assendelft et al. (1996) recensent 165 accidents jusqu'en 1993 inclus. Hurwitz et al. (1996) rapportent 118 publications anglo-saxonnes d'accidents vertébro-basilaires entre 1966 et 1996. Ces auteurs soulignent que dans 82% des cas, la manœuvre responsable de l'accident s'est faite en rotation axiale de la tête.

Il est à noter également que si les complications cliniques après manipulation cervicale paraissent largement sous-estimées par manque de données, celles liées aux traitements médicaux dans les cervicalgies sont clairment définies. En effet, le risque de complications (hémorragie, perforation, ulcère, mortalité) après usage d'anti-inflammatoire non stéroïdien est de 100 à 400 fois plus élevé que les complications liées aux manipulations (Dabbs et Lauretti, 1995). Ce qui correspond à 1 complication pour 1000 patients, dans le cas d'une thérapeutique se basant sur les AINS.

Un nouvel espoir concernant les effets délétères des AINS sur le système gastro-duodénal est né avec l'introduction d'une nouvelle classe d'anti-inflammatoires : les inhibiteurs de l'enzyme Cox-2. Malheureusement, ces effets secondaires se sont révélés pires qu'avec les anti-inflammatoires classiques. Il s'agissait, cette fois-ci, d'effets affectant surtout le système cardio-vasculaire entraînant un taux de complications, voire de mortalité inacceptable au point que ce genre de médicament a fait l'objet de scandales publiques retentissants et finalement certains d'entre-eux ont du être retirés du marché (Delépine, 2011). Dans une telle situation il nous paraît utile, important, légitime et surtout éthique d'approfondir au maximum nos connaissances sur des formes alternatives de traitement des algies cervicales ou du moins dans la recherche d'un soulagement du patient.

De nombreux cliniciens, dans le domaine des traitements manuels, recommandent des techniques à composantes multiples pour les manipulations ou mobilisations de la colonne cervicale. Le but de ces manipulations à composantes multiples est de réduire les amplitudes articulaires 3D globales et segmentaires et principalement celle de la rotation axiale afin de réduire le risque lié à la manipulation vertébrale.

Par ailleurs, on peut noter que le terme communément utilisé pour nommer la manipulation Haute Vélocité, Basse Amplitude (HVBA) est un terme ambigu car il ne décrit la manœuvre que pendant la phase d'impulsion, au moment de générer éventuellement le phénomène de cavitation (crack audible) ; il ne tient pas compte des amplitudes du positionnement ni de la tête, ni de la colonne cervicale pendant la manipulation.

Les amplitudes du mouvement 3D de la tête par rapport au tronc, lors de la manipulation HVBA par composantes multiples, ont été déterminées par Klein et al. (2003) en utilisant un électro-goniomètre. Ils concluent que les amplitudes 3D de la tête, lors de la manipulation, n'excèdent pas celles du mouvement physiologique actif et sont même nettement inférieures à ce dernier. Dans cette étude, l'amplitude de la rotation axiale qui, rappelons-le, est considérée comme la composante principale à risque, reste toujours en dessous des limites physiologiques.

A notre connaissance, aucune étude publiée dans la littérature scientifique n'a déterminé les amplitudes inter-segmentaires de la colonne cervicale complète lors du positionnement pré-manipulatif *in vivo*.

Dans ce livre, nous nous sommes fixés plusieurs objectifs :

Suite à cette introduction, les chapitres II et III sont consacrés à la méthodologie commune développée pour déterminer et présenter la cinématique tridimensionnelle d'un corps rigide en nous basant sur les données issues de l'imagerie médicale. Nous y aborderons également les questions d'erreur de mesure, de validité et de reproductibilité.

Le chapitre IV a comme objectif fondamental de déterminer la cinématique 3D inter-segmentaire de la colonne cervicale in-vivo, chez des sujets asymptomatiques effectuant un mouvement de rotation axiale d'une amplitude maximale en couché dorsal. Les valeurs déterminées pour tous les paramètres cinématiques 3D vont nous servir comme base de données, de référence lors de l'étude de la cinématique lors de la manipulation cervicale. Ce chapitre a fait l'objet d'un premier article publié (Salem et al., 2013).

Dans le chapitre V, nous souhaitons contribuer à une meilleure compréhension du rôle des ligaments alaires lors de la rotation axiale. Pour cela, nous avons déterminé la cinématique 3D de la tête par rapport à la deuxième vertèbre cervicale. Dans la littérature, on retrouve habituellement une description de la cinématique segmentaire entre CO/C1 et ensuite entre C1/C2 (Panjabi et al., 2001a; Ishii et al., 2004b; Salem et al., 2013). Mais comme les ligaments alaires s'étendent entre l'os occipital et l'axis, nous avons estimé qu'il fallait tenir compte de la cinématique spécifique entre ces deux partenaires osseux. Ce pourquoi, pour étudier le rôle des ligaments alaires, nous avons négligé l'influence potientielle du comportement cinématique de l'atlas. En plus, nous avons déterminé les paramètres d'orientation et de localisation de l'axe hélicoïdal de C0 par rapport à C2.

Le chapitre VI rapporte les résultats d'une seconde étude (Salem et Klein, 2013) dont l'objectif vise à déterminer les amplitudes articulaires inter-segmentaires, lors de la position pré-manipulative de la colonne cervicale *in vivo*, sur des sujets asymptomatiques. Cette étude va nous permettre de comparer les amplitudes atteintes lors de la mise en position pré-manipulative avec celles des valeurs physiologiques, quand le sujet tourne librement sa tête.

Le chapitre VII, qui a également fait l'objet d'une publication (Salem et al., 2011a; Salem et al., 2011b) avait pour objectif principal de déterminer la longueur du trajet de l'artère vertébrale en position neutre, et ensuite de comparer la variation de longueur du trajet de l'artère vertébrale entre la position en rotation axiale maximale de la tête d'une part et la position pré-manipulative d'autre part, lors de l'application d'une technique HVBA à composantes multiples.

Chapitre II   Introduction générale à la cinématique

Représentation du déplacement :

La cinématique est l'étude et la description du mouvement sans tenir compte des forces agissant sur le solide au cours du mouvement. Elle peut être divisée en cinématique directe et cinématique inverse. La cinématique directe permet de calculer la position finale d'un corps en connaissant les paramètres du mouvement, tandis que la cinématique inverse cherche à déterminer les paramètres du mouvement à partir de la connaissance de la position finale. La cinématique directe est la plus utilisée dans les mouvements actifs des articulations du corps humain via la régulation de la commande motrice. Par exemple, on peut calculer la position finale de la main à partir des angles de toutes les articulations du membre supérieur (Fig. II-1). La cinématique inverse fonctionne en connaissant la position initiale et finale de la main et permet de calculer les angles et les paramètres de toutes les articulations qui ont participé au mouvement.

A la différence de la cinématique, la dynamique s'intéresse aux mouvements du solide en tenant compte des forces agissantes dessus. Autrement, on peut dire que la dynamique est la cause du mouvement et la cinématique est l'effet. La cinématique inverse est en général plus complexe car il se peut que plusieurs combinaisons des paramètres du mouvement conduisent à la même solution.

La colonne cervicale peut être vue comme un système de solides dont on ne connait pas précisément les liaisons cinématiques entre les différentes vertèbres. Nous supposons donc, en toute généralité, un mouvement hélicoïdal à 6 degrés de liberté. Nous en chercherons la cinématique inverse car à partir des positions finale et initiale, nous chercherons les paramètres du mouvement hélicoïdal.

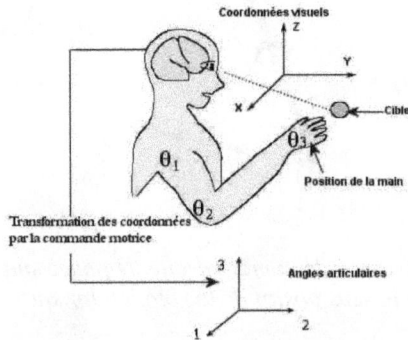

Figure I-1. Cinématique directe et inverse.

Le système de coordonnées global et local :

Étant donné que la cinématique opère avec les changements de positions dans l'espace, il est important de définir la position du solide où un point attaché à ce dernier dans un système de coordonnées. En plus, cette définition du système de coordonnées garanti l'exactitude de la description du changement de position du solide sans ambiguïté. Il est intéressant, voire recommandé d'utiliser un système de coordonnées le plus universel possible afin de pouvoir comparer les résultats avec d'autres études. Nous avons choisi d'utiliser le système de coordonnées proposé par la « International society of Biomechanics » (Wu et al., 2002) et le sens de la rotation est basé sur la convention cartésienne de la main droite où le pouce indique la direction de l'axe et le sens des doigts fléchis indiquent le sens positif de la rotation (Fig. II-2).

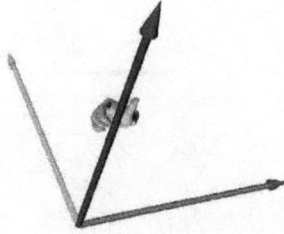

Figure II-2. Règle cartésienne de la main droite, le pouce suit la direction de l'axe, les doigts donnent le sens positif de la rotation lorsqu'on ferme la main.

Le système de coordonnées global, nous a été imposé par la machine de CT scan où l'origine de la base était localisée au milieu du corps des sujets et orientée comme le montre la figure II-3. Toutes les transformations spéciales qui s'appliquent sur ce système de coordonnées global correspondent à des changements globaux de position sans rotation ni translation des vertèbres.

Tous les points sont définis dans un repère que la machine fixe elle-même. Toutes les coordonnées sont donc calculées à partir d'un repère fixe absolu lié au CT. Si l'on ne change pas de système de coordonnées, tous les mouvements vont être représentés par rapport au repère de la machine qui ne représente aucun axe anatomique.

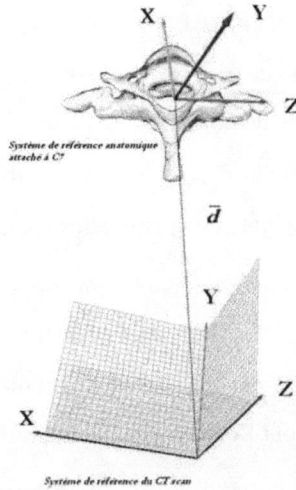

Figure II-3. Représentation de la position d'une vertèbre dans le système de référence de la machine.

Le système de coordonnées local, est défini par des axes attachés à la vertèbre. Pour chaque vertèbre, le système de coordonnées local a été déterminé grâce à des repères anatomiques virtuels qui respectent la convention de l'international society of biomechanics. Afin de définir un trièdre orthonormé, il faut au minimum trois marqueurs anatomiques non colinéaires. (Fig II-4)

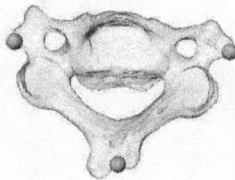

Figure II-4. Trois marqueurs anatomiques non colinéaires placés sur les vertèbres dans les deux positions. P1 : tubercule postérieur du processus transverse gauche. P2 : tubercule postérieur du processus transverse droit. P3 : Processus épineux, le cas échéant entre les deux tubercules (voir tableau III-1).

L'origine des axes est fixée sur le centre de la vertèbre. Ce centre est déterminé à partir des trois marqueurs anatomiques virtuels : P_1, P_2 et P_3. P_4 est défini comme le milieu du segment $[\overline{P_1 P_2}]$. Le point P_5 est défini au milieu du segment $[\overline{P_3 P_4}]$ et sera pris comme origine de la base attachée à la vertèbre (Fig II-5).

Ces repères anatomiques vont nous permettre de créer et d'orienter les axes anatomiques. Pour ce faire, il suffit de définir les vecteurs à normaliser. Le vecteur $[\overline{P_1 P_2}]$, dirigé vers la droite, est défini comme axe Z, autour duquel les mouvements anatomiques sont l'extension (+) et la flexion(-).

Remarquons que $[\overline{P_1 P_2}]$ n'est pas orthogonal à $\overline{[P_3 P_4]}$. Nous définissons donc d'abord l'axe Y, qui est défini comme le produit vectoriel normé de l'axe Z avec $\overline{[P_3 P_4]}$. Toute rotation (+) autour de cet axe représente une rotation axiale vers la gauche et la rotation (-) est une rotation vers la droite. Finalement, l'axe X est construit en faisant le produit vectoriel $\overline{1}_y \times \overline{1}_z$, autour duquel les mouvements anatomiques sont latéroflexion droite (+) et la latéroflexion gauche (-).

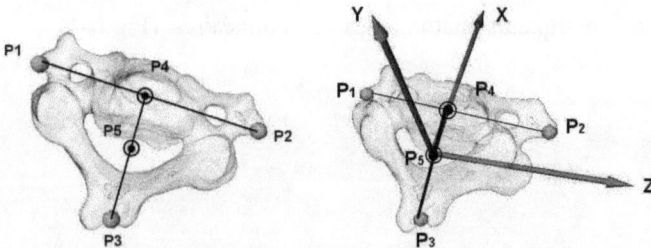

Figure II-5. La création du système de coordonnées local.

Matrice de rotation :

On peut définir une rotation par la matrice de changement de base entre un trièdre initial et un trièdre final (Fig. II-6). Cette définition s'applique très bien aux ensembles de points comme utilisés pour définir les solides, un solide étant un ensemble de points fixes les uns par rapport aux autres. On utilisera donc souvent cette représentation pour déterminer les déplacements des corps. En citant (Lamy, 1999) on peut exprimer cette définition comme le montre la figure II-6. Les indices i et f désignent respectivement la position initiale et finale.

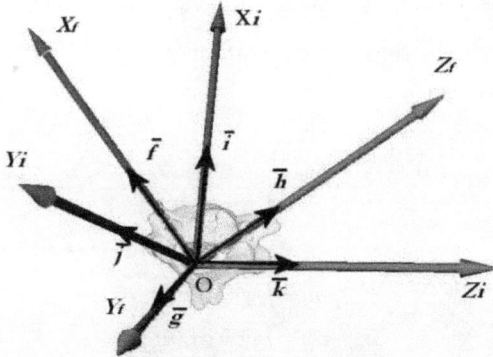

Figure II-6 : Rotation d'un trièdre autour de l'origine O.

Soit $Ox_i y_i z_i$ un trièdre trirectangle attaché à un solide occupant dans l'espace une position *initiale* donnée, choisi comme position de référence, et notons par ($\bar{i}$, $\bar{j}$, $\bar{k}$) la base orthonormée correspondante (vecteurs unitaires). Une rotation du solide autour de O déplace le trièdre $Ox_i y_i z_i$ en $Ox_f y_f z_f$ et la base ($\bar{i}$, $\bar{j}$, $\bar{k}$) devient ($\bar{f}$, $\bar{g}$, $\bar{h}$), où ces nouveaux vecteurs de base peuvent s'écrire sous la forme :

$$\begin{cases} \bar{f} = a_{11}\bar{i} + a_{12}\bar{j} + a_{13}\bar{k} \\ \bar{g} = a_{21}\bar{i} + a_{22}\bar{j} + a_{23}\bar{k} \\ \bar{h} = a_{31}\bar{i} + a_{32}\bar{j} + a_{33}\bar{k} \end{cases}$$

En écriture matricielle, ce système devient :

$$\begin{pmatrix} \bar{f} & \bar{g} & \bar{h} \end{pmatrix} = \begin{pmatrix} \vec{i} & \vec{j} & \vec{k} \end{pmatrix} \begin{pmatrix} a_{11} & a_{21} & a_{31} \\ a_{12} & a_{22} & a_{32} \\ a_{13} & a_{23} & a_{33} \end{pmatrix}$$

La matrice $\bar{\bar{R}}$ ainsi définie est appelée matrice de rotation où les 9 nombres réels a_{ij} représentent les cosinus directeurs des vecteurs unitaires $\bar{f}, \bar{g}, \bar{h}$ et $\vec{i}, \vec{j}, \vec{k}$, puisque nous travaillons dans une base orthonormée.

$$a_{11} = \vec{i} \cdot \vec{f} = \cos(\theta_{\vec{i},\vec{f}})$$
$$a_{12} = \vec{i} \cdot \vec{g} = \cos(\theta_{\vec{i},\vec{g}})$$
$$a_{13} = \vec{i} \cdot \vec{h} = \cos(\theta_{\vec{i},\vec{h}})$$
$$a_{21} = \vec{j} \cdot \vec{f} = \cos(\theta_{\vec{j},\vec{f}})$$
$$a_{22} = \vec{j} \cdot \vec{g} = \cos(\theta_{\vec{j},\vec{g}})$$
$$a_{23} = \vec{j} \cdot \vec{h} = \cos(\theta_{\vec{j},\vec{h}})$$
$$a_{31} = \vec{k} \cdot \vec{f} = \cos(\theta_{\vec{k},\vec{f}})$$
$$a_{32} = \vec{k} \cdot \vec{g} = \cos(\theta_{\vec{k},\vec{g}})$$
$$a_{33} = \vec{k} \cdot \vec{h} = \cos(\theta_{\vec{k},\vec{h}})$$

On peut ainsi représenter mathématiquement le déplacement d'un point P d'une position initiale vers une position finale par la relation :

$$\bar{P}_f = \bar{\bar{R}}\bar{P}_i$$

où $\bar{P}_f$ la position finale et $\bar{P}_i$, la position initiale, sont des vecteurs colonnes exprimés dans la même base.

La rotation ainsi déterminée est une rotation autour de l'origine des axes, dans ce cas la translation du déplacement n'est pas prise en compte.

Si nous considérons les référentiels respectivement attachés à la vertèbre dans chacune des positions, il est aisé de définir la matrice de rotation correspondante. Cette description de la rotation s'applique bien aux ensembles de points, comme ici les trièdres utilisés pour décrire les différentes vertèbres.

Vecteur rotation :

Une autre manière de décrire mathématiquement une rotation est d'utiliser un vecteur de rotation. Une rotation d'amplitude $\emptyset$ autour d'un axe de vecteur unitaire $\bar{n}$ peut se présenter sous la forme d'un vecteur rotation $\bar{v}$, tel que $\bar{v} = \emptyset\,\bar{n}$ le signe positif de la rotation indique une rotation dextrogyre (rotation dans le sens horlogique en suivant la progression de l'axe $\bar{n}$.

Tout comme la matrice de rotation $\bar{\bar{R}}$, le vecteur rotation définit une rotation autour de l'origine des axes du repère, l'axe de rotation passe donc par ce point.

Cette représentation est plus intuitive et permet l'utilisation de ces paramètres pour une modélisation éventuelle. En effet, il s'agit d'un vecteur dont la norme vaut l'amplitude de la rotation et dont l'orientation donne la direction de l'axe. Enfin, ses composantes permettent également de connaître les rotations effectuées suivant les différents axes du repère.

Le déplacement hélicoïdal :

Quel que soit le déplacement du solide étudié, il pourra être représenté par la composition d'une rotation et d'une translation. Il existe cependant plusieurs possibilités pour définir ce déplacement, notamment dans l'expression et la représentation de la rotation.

Plusieurs théorèmes ont été définis pour préciser le déplacement d'un solide dans l'espace (Lamy, 1999). Dans ce travail, nous nous basons sur le théorème d'Euler : toute rotation finie peut être exprimée comme rotation unique d'angle φ autour d'un axe de direction approprié.

Tout déplacement d'un solide est la composition d'une translation et /ou d'une rotation. Il s'ensuit de ce dernier théorème un corollaire intéressant : Le déplacement général d'un solide peut toujours se ramener à un déplacement hélicoïdal. En fait, il y a une infinité de combinaisons translation-rotation pour définir un même déplacement. On peut en effet prendre n'importe quel point appartenant au corps avant le déplacement et lui appliquer une translation pour le superposer à son homologue sur le corps après son déplacement. Suite à cette translation, on applique alors une rotation pour superposer tous les autres points du solide avec leur homologue (Fig. II-7).

Pour chaque point du solide, on aura donc un vecteur de translation et une rotation différente. Le déplacement hélicoïdal est un cas particulier de choix de points à superposer pour trouver le vecteur translation. En effet, par la définition du mouvement hélicoïdal, on sait que l'on doit prendre un vecteur de translation dans la même direction que le vecteur de l'axe de rotation. Il faut donc prendre un point dont la droite, joignant celui-ci avec son homologue sur le corps déplacé, est alignée avec l'axe de rotation.

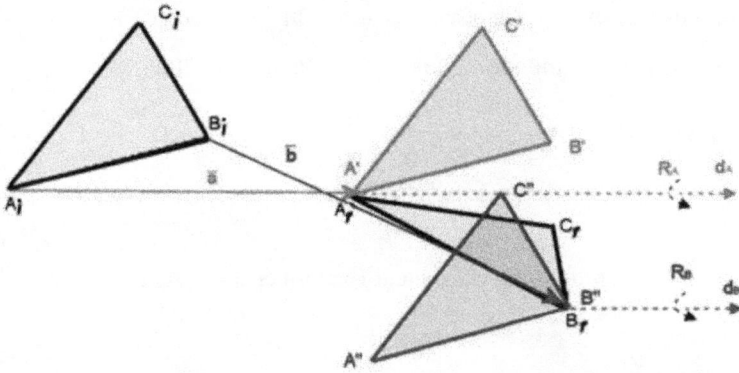

Figure II-7. Combinaison rotation –translation d'un déplacement (Lamy, 1999).

La composante de rotation du mouvement hélicoïdal

Pour définir l'orientation de l'axe, on utilisera un vecteur unitaire $\bar{u}$ et pour définir l'amplitude de la rotation, on utilisera le scalaire φ_h qui représente la rotation du solide autour de l'axe hélicoïdal On définit donc entièrement la rotation par ces quatre paramètres.

On notera donc :

$$\begin{bmatrix} u & \phi_h \end{bmatrix} = \begin{bmatrix} u_x & u_y & u_z & \phi_h \end{bmatrix}$$

Où les u_i sont les composantes du vecteur unitaire dans la base considérée (Oxyz).

On peut aussi, pour diminuer le nombre de paramètres, utiliser un vecteur de rotation $\bar{n}$ parallèle au vecteur rotation. Celui-ci a la direction de l'axe de rotation et a une norme égale à l'amplitude de rotation autour de cet axe. Il ne reste donc plus que trois paramètres : $\bar{n} = \varphi.\bar{u}$. On peut dire que le vecteur $\bar{n}$ est une homothétie par l'amplitude φ du vecteur $\bar{u}$ (Preumont, 2004).

On notera donc :

$$\bar{n} = \begin{pmatrix} n_x & n_y & n_z \end{pmatrix}$$

Où les n_i sont les composantes du vecteur rotation et sont calculés par :

$$\begin{cases} n_x = \phi * u_x \\ n_y = \phi * u_y \\ n_z = \phi * u_z \end{cases}$$

Il faut remarquer que les deux vecteurs ne sont définis ici que par leurs coordonnées, mais leur support reste à déterminer par un point de percée dans l'espace. En effet, on suppose que l'origine des axes est localisée au point fixe de l'espace (qui existe vu que l'on suppose que le corps n'a pas effectué de translation). On peut donc en déduire que le vecteur rotation passe toujours par l'origine. Le vecteur rotation n'a pas lieu d'être si le corps subit, en plus de la rotation, une translation puisqu'alors, l'origine n'est plus un point fixe. Il faut donc recalculer le point fixe du déplacement (s'il existe) et repositionner le centre du trièdre, à cet endroit, pour pouvoir à nouveau définir le vecteur rotation.

On utilisera, pour visualiser les rotations, le vecteur de rotation. Comme les déplacements seront souvent donnés par les méthodes numériques sous forme de matrice de rotation, il est intéressant de connaître la manière dont il est possible de transformer cette matrice en vecteur d'orientation (Spoor et Veldpaus, 1980).

On trouve le vecteur unitaire $\bar{u}$ par la relation : $\bar{i}, \bar{j}, \bar{k}$

$$\bar{u} = \frac{1}{2\sin(\phi)} \begin{pmatrix} a_{32} - a_{23} \\ a_{13} - a_{31} \\ a_{21} - a_{12} \end{pmatrix}$$

La projection de la rotation hélicoïdale (φ_h) dans le système de référence anatomique (xyz) choisi est donnée par les relations suivantes :

$$\bar{u}_x = \frac{(a_{32} - a_{23})}{2\sin(\varphi_h)}$$

$$\bar{u}_y = \frac{(a_{13} - a_{31})}{2\sin(\varphi_h)}$$

$$\bar{u}_z = \frac{(a_{21} - a_{12})}{2\sin(\varphi_h)}$$

Où il faut encore définir φ. Celui-ci peut être calculé par l'une des deux formules suivantes :

$$\sin(\varphi_h)\frac{1}{2}\sqrt{(a_{32} - a_{23})^2 + (a_{13} - a_{31})^2 + (a_{210} - a_{12})^2}$$

$$\cos(\varphi_h) = \frac{1}{2}(a_{11} + a_{22} + a_{33} - 1)$$

Pour éviter des problèmes numériques, il est préférable de choisir la première relation si

$$\sin(\varphi) \leq \frac{1}{2}\sqrt{2} = \qquad \varphi_h = \arcsin\left[\frac{1}{2}\sqrt{(a_{32} - a_{23})^2 + (a_{13} - a_{31})^2 + (a_{210} - a_{12})^2}\right]$$

$$\sin(\varphi) > \tfrac{1}{2}\sqrt{2} \;=\; \qquad \varphi_h = \arccos\left[\frac{1}{2}\left(a_{11} + a_{22} + a_{33} - 1\right)\right]$$

La composante de translation du mouvement hélicoïdal

En projetant le vecteur translation $\overline{r}_A$ sur un axe parallèle à l'axe hélicoïdal, nous obtenons le vecteur recherché :

$$\overline{r}_{HAM} = (r_A \cdot \overline{n}) \cdot \overline{n}$$

La localisation de l'axe

La direction et le sens de l'axe hélicoïdal sont complètement définis par le vecteur $\overline{n}$, vecteur unitaire suivant la direction et le sens du vecteur de rotation. Il nous reste à trouver un point de passage de cet axe hélicoïdal.

Pour cela, définissons le plan perpendiculaire P au vecteur $\overline{n}$ et passant par un point A (Fig. II-8). Il est possible de décomposer le vecteur translation du mouvement hélicoïdal ($\overline{r}_A$) selon deux composantes, une parallèle ($\overline{r}_{HAM}$) et l'autre perpendiculaire ($\overline{e}$) au vecteur $\overline{n}$.

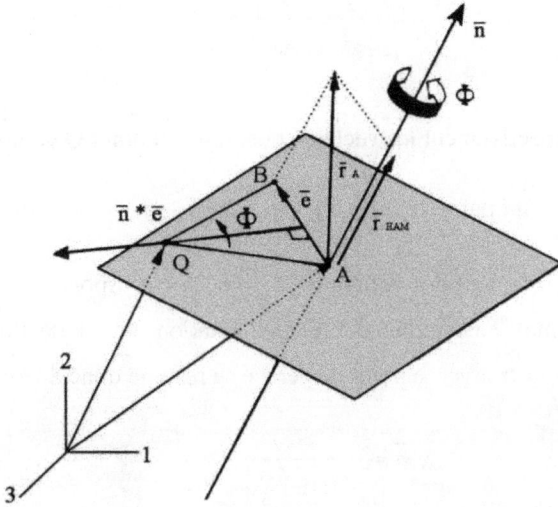

Figure II-8. Recherche du point de percée de l'axe hélicoïdal (Panjabi et al., 1981)

Considérons la composition d'une rotation φ autour de $\bar{n}$ suivi d'une translation ($\bar{r}_A$) correspondante aux deux composantes $\bar{e}$ et $\bar{r}_{HAM}$ appliquées au point A. En effectuant en premier lieu la rotation φ autour du point A, ensuite la translation orientée selon $\bar{e}$, le point A devient le point B. il faut appliquer la translation parallèle à l'axe de rotation $\bar{r}_{HAM}$ pour effectuer le déplacement complet.

On peut déterminer géométriquement le point de percée de l'axe hélicoïdal dans le plan P, il faut pour cela trouver le centre de la rotation d'amplitude φ qui amène le point A sur le point B. Le mouvement total se décompose alors en une rotation amenant A sur B, et une translation $\bar{r}_{HAM}$ qui est parallèle au vecteur $\bar{n}$, ce qui est bien la définition d'un mouvement hélicoïdal. Il s'agit finalement de décomposer le mouvement en passant par un cas particulier de mouvement planaire.

De manière analytique, le point Q est défini par

$$\overline{q} = \overline{a} + \frac{\overline{e}}{2} + \frac{\overline{n} \cdot \overline{e}}{2 \tan\left(\dfrac{\varphi}{2}\right)}$$

Où $\overline{q}$ et $\overline{a}$ sont respectivement les vecteurs positions du point Q et du point A.

Le vecteur $\overline{e}$ sera défini par $\overline{e} = \overline{r_A} - \left(\overline{r_A} \cdot \overline{n}\right) \cdot \overline{n} = \overline{r_A} - \overline{r}_{HAM}$

Dans le cas du déplacement des vertèbres, le point A correspond à l'origine des axes. En effet, la matrice rotation définit une rotation autour de l'origine des axes. La formule pour trouver le point de percée se résume donc à :

$$\overline{q} = \frac{\overline{e}}{2} + \frac{\overline{n} \cdot \overline{e}}{2 \tan\left(\dfrac{\varphi}{2}\right)}$$

Orientation de l'axe hélicoïdal du mouvement :

Cet axe unique du mouvement est l'analogue tridimensionnel au centre instantané de rotation bidimensionnel. En général, l'axe hélicoïdal est localisé par un point de percée dans un plan, et l'orientation de l'axe est déterminée par deux angles, les angles d'inclinaison et déclinaison (α, β). Avec les coordonnées d'un point de percée (P) et un axe orienté dans un système de référence cartésien, ces deux angles peuvent être mis en évidence et vont permettre de déterminer sans équivoque la localisation et l'orientation de l'axe hélicoïdal (fig. II-9).

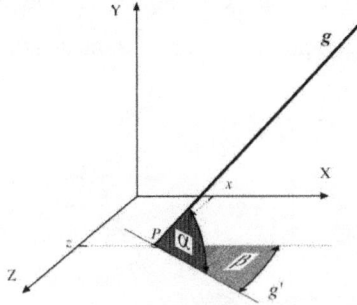

Figure II-9 : Définition tridimensionnelle de l'axe de mouvement (g) moyennant un point de percée (P) et deux angles α = angle d'inclinaison ; β = angle de déclinaison; g = axe de mouvement ; g'= projection de g dans le plan transversal (Klein et Sommerfeld, 2008).

L'angle d'inclinaison sera défini par rapport au plan transversal, ici [X, Z], alors que l'angle de déclinaison est généralement défini dans le plan frontal [X, Y].

Comme il n'existe pas de description conventionnelle de ces angles, il faut en donner une définition précise, systématique, pour chaque utilisation, nous définirons donc les modalités de nos angles d'inclinaison et déclinaison dans la partie résultat du cinquième chapitre.

Afin de décrire complétement la cinématique 3D selon le concept de l'axe hélicoïdal, 6 paramètres sont nécessaires:

- Les deux coordonnées du point de percée (P)

- L'angle d'inclinaison (α)

- L'angle de déclinaison (β)

- L'angle de rotation le long de l'axe hélicoïdal (φ)

- La distance de translation (Tsl).

La méthode précédente n'est pas contraignante, une droite peut aussi être localisée et orientée par deux points de percée dans deux plans différents (fig. II-10).

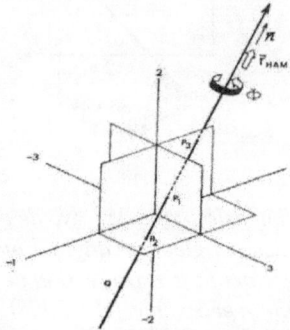

Figure II-10 : Illustration des paramètres nécessaires pour décrire un mouvement hélicoïdal sur base de deux points de percée, selon Panjabi et al. (1981).

Divers auteurs ont utilisé l'axe hélicoïdal pour décrire la cinématique tridimensionnelle vertébrale (Panjabi et al., 1981; Woltring et al., 1985; Cripton et al., 2001; Dugailly et al., 2011; Salem et al., 2013). Il est intéressant, d'un point de vue clinique de pouvoir situer et représenter la position de l'axe par rapport à l'articulation ciblée. En plaçant les coordonnées en relation avec le système musculo-squelettique, il serait alors possible de créer une relation spatiale précise entre la localisation de l'axe et les éléments constitutifs de l'articulation (Kamina, 2002; Van Sint Jan et al., 2002).

Lorsque l'orientation de l'axe est oblique par rapport aux axes anatomiques, des mouvements dans les trois plans anatomiques ont lieu. Ces mouvements ne sont pas indépendants entre eux, autrement dit, ils doivent se réaliser conjointement : on parle alors de composantes de mouvement, ou encore mouvements couplés ou associés (Klein et Sommerfeld, 2008).

Chapitre III   Méthodologie générale pour calculer le déplacement vertébral

Acquisition des données

Un examen tomodensitométrique (CT Scan) de la colonne cervicale complète (C0 à C7) a été réalisé chez 3 groupes de 10 sujets. L'acquisition des images pour le groupe de rotation droite et le groupe de rotation gauche, a été réalisée en position neutre de la tête et en position de rotation passive maximale droite et gauche (voir chapitre IV). L'acquisition des images pour le troisième groupe s'est réalisée dans la position neutre en couché dorsal et la position pré-manipulative (fig. III-1).

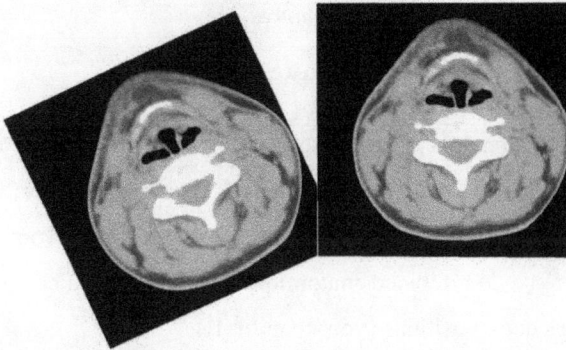

Figure III-1 : Exemple des images tomodensitométriques en position de neutre et rotation.

Segmentation et construction du volume 3D des vertèbres

La segmentation est un procédé qui permet d'isoler les tissus osseux du reste à partir des images tomodensitométriques. La segmentation a été réalisée de manière semi-automatique par le logiciel Amira 3.1©. Ensuite, le volume 3D a été créé dans ce logiciel pour chaque colonne cervicale de chaque sujet participant et dans les deux positions. Au total, nous avons créé 60 colonnes cervicales (fig. III-2).

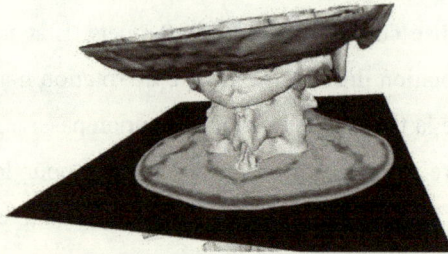

Figure III-2 : Exemple de segmentation de la colonne cervicale en position neutre.

Placement des repères anatomiques virtuels

Le placement des 3 repères anatomiques virtuels non colinéaires a été réalisé sur chaque vertèbre de C0 à C7. Le tableau III-1 montre la localisation exacte du positionnement des repères anatomiques. Ces marqueurs vont permettre la création du système de référence anatomique locale attaché à chaque vertèbre de C0 à C7 dans les deux positions (voir chapitre II).

Tableau III-1 : Localisation des repères anatomiques sur chaque vertèbre (fig. III-3).

C0	
P1	Bord droit du plus grand diamètre transverse du foramen magnum.
P2	Bord gauche du plus grand diamètre transverse du foramen magnum.
P3	Bord postérieur du plus grand diamètre antéro-postérieur du foramen magnum.
C1	
P1	Processus transverse droit.
P2	Processus transverse gauche.
P3	Processus épineux.
C2-C7	
P1	Tubercule postérieur du processus transverse droit.
P2	Tubercule postérieur du processus transverse gauche.
P3	Processus épineux le cas échéant entre les deux tubercules

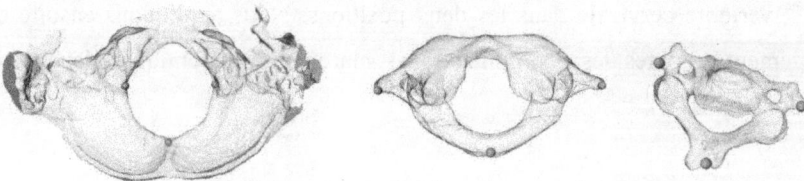

Figure III-3 : Localisation des repères anatomiques virtuels sur C0, C1 et C3.

Les étapes du calcul

1. <u>Création d'un système de coordonnées local attaché à chaque vertèbre dans les deux positions.</u>

La figure III-4 montre le système de référence anatomique local ainsi que les mouvements anatomiques autour des axes les 3 rotations et les 3 translations. Les détails ont été décrits dans le chapitre II

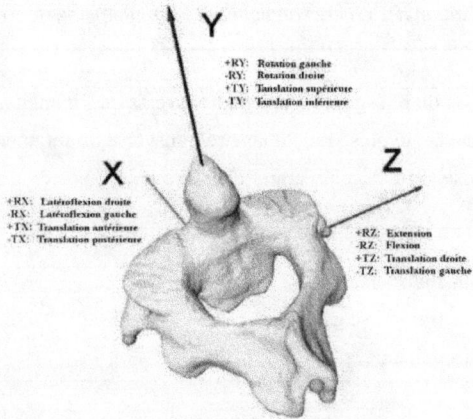

Figure III-4 : système de référence local attaché à chaque vertèbre et les 6 degrés de liberté.

2. <u>Changement de la base du système de référence du CT aux repères anatomiques de la vertèbre concernée et ce dans ses deux positions.</u>

Nous réalisons un changement de la base de système de référence CT scan vers la 7ème vertèbre cervicale dans les deux positions. Nous appliquons ensuite ce changement à toutes les coordonnées des marqueurs anatomiques de chaque vertèbre (fig. III-5).

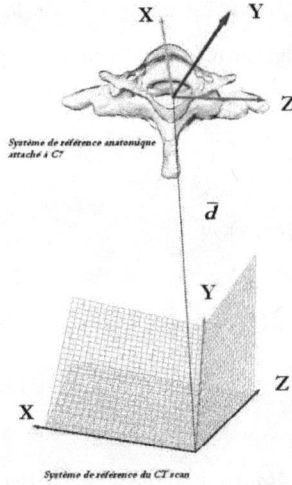

Figure III-5 : Changement de la base du système de référence du CT vers C7.

3. <u>Rechercher la matrice de transformation qui permet de recaler la 7ème</u> <u>vertèbre cervicale entre la position initiale (P$_i$) et finale (P$_f$)</u>

Comme vertèbre de référence, on supposera que la 7ème vertèbre cervicale n'a pas bougé entre la position initiale et finale. On prend donc cette vertèbre comme référence (erreur méthodologique inévitable), car la propagation de la rotation peut aller jusqu'à la région thoracique supérieure (Th1-Th4). Nous avons été contraints de limiter les acquisitions des images à la 7ème vertèbre afin de réduire les irradiations du sujet.

C7 n'ayant pas la même coordonnée dans la position initiale et la position finale, il nous faut donc l'imposer. Pour ce faire, on commence par calculer la transformation ($\bar{\bar{R}}$ et $\bar{T}$) qui superpose C7 dans sa position initiale à cette même vertèbre dans sa position finale (fig. III-6).

$$Cn_f = \bar{\bar{R}} \cdot Cn_i + \bar{T}$$

La matrice de transformation qui est composée de la matrice de rotation et du vecteur de translation sera déterminée par la méthode proposée par Soderkvist et Wedin, (1993).

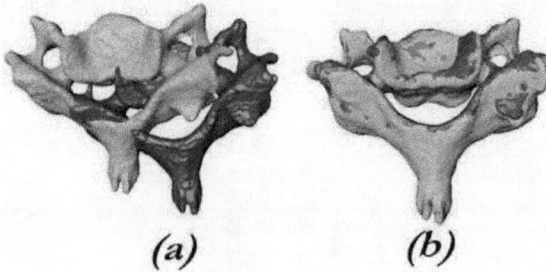

(a)   *(b)*

Figure III-6 : Recalage de la dernière vertèbre (n) entre la position neutre et rotation : (a) avant recalage, (b) après recalage

4. <u>Application du déplacement à toutes les vertèbres en position neutre. On obtient ainsi une position intermédiaire pour toutes les vertèbres.</u>

Cette transformation sera effectuée sur toutes les vertèbres dans l'état initial pour qu'elles « suivent » le mouvement de la vertèbre de référence. On déplace donc toute la colonne cervicale dans une position intermédiaire (fig. III-7).

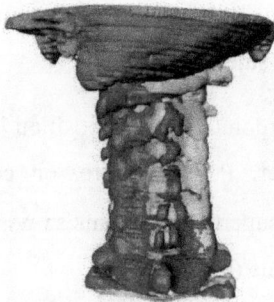

Figure III-7 : position intermédiaire imposée à toutes les vertèbres par rapport à C7 dans les deux positions

5. Recalage de chaque vertèbre en position intermédiaire sur son homologue en position finale afin de rechercher le déplacement absolu pour chaque vertèbre.

Le premier mouvement intéressant à calculer est le mouvement absolu. Celui-ci correspond au déplacement effectué par une vertèbre entre ses deux positions par rapport à la $7^{\text{ème}}$ vertèbre cervicale considérée comme fixe. Pour trouver la transformation correspondante, il faut donc recaler une des deux positions de chaque vertèbre sur son homologue dans l'autre position. La première position étant la position intermédiaire et la deuxième étant la position finale. On prendra les axes liés à la vertèbre dans la position neutre pour définir les déplacements.

6. Transformation des matrices de rotation en vecteur de rotation et vecteur translation.

Comme les déplacements seront souvent donnés par les méthodes numériques sous forme de matrice de rotation, il est intéressant de transformer cette matrice en vecteur d'orientation ou rotation. Cette transformation facilite la représentation et l'interprétation du mouvement 3D (Spoor et Veldpaus, 1980; Hilal, 2000). Quantitativement, nous avons calculé les trois angles anatomiques autour de trois axes ainsi que les trois translations le long de ces axes. Ces angles anatomiques réprésentent les composantes du mouvement de la rotation hélicoïdale (φ_h) projetée s dans un système de référence anatomique choisi. Qualitativement, selon la position et l'orientation de l'axe, on peut avoir une idée sur les mouvements couplés ainsi que les structures anatomiques qui seront sollicitées (fig. III-8).

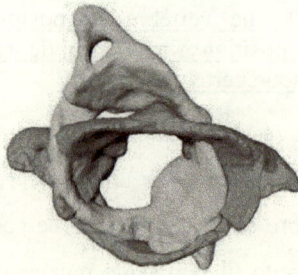

Figure III-8 : Représentation du mouvement absolu

7. Mouvement relatif

Il est possible de calculer le mouvement relatif entre deux vertèbres en connaissant le mouvement absolu des deux vertèbres correspondantes. On suppose que, en position neutre, le mouvement relatif est proche de zéro. Pour trouver le déplacement relatif entre la vertèbre i et la vertèbre i+1, on calcule le produit des deux matrices de rotation du mouvement absolu.

Comme axes de référence OXYZ pour le mouvement relatif, on prendra par convention toujours les axes liés à la vertèbre sous-jacente (fig. III-9).

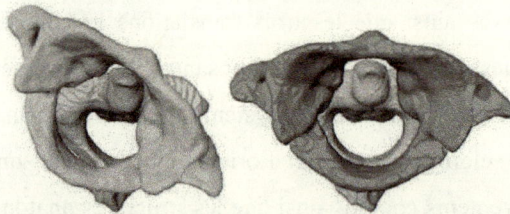

Figure III-9 : Exemple de représentation du mouvement relatif entre C1-C2

8. Détermination des points de percée de l'axe.

Deux points de percée de l'axe ont été déterminés pour l'étude de la cinématique lors de la rotation maximale de la tête par rapport à la deuxième vertèbre cervicale. Ces deux points de percée vont nous permettre de calculer la position et l'orientation de l'axe hélicoïdal dans le système de référence attaché à C2. Les détails de cette méthodologie spécialement conçue dans le chapitre V, nous ont permis de développer un modèle original du fonctionnement des ligaments alaires lors de la rotation axiale de la tête.

9. <u>Détermination de l'orientation de l'axe hélicoïdal dans l'espace.</u>

Nous utiliserons les coordonnées géométrques 3D de deux points de percée de l'axe pour le représenter dans l'espace.

Comme le montre la figure II-10, nous définissons deux angles dans le système de référence attaché à C2 : l'angle d'inclinaison de l'axe est calculé par rapport au plan frontal. L'axe sera orienté vers l'avant lorsque son angle d'inclinaison est inclu entre 0 et 90°. L'angle de déclinaison sera calculé par rapport au plan sagittal. Ainsi l'axe sera orienté à droite lorsque l'angle de déclinaison est positif Les détails de la procédure mathématiques sont repris dans le chapitre V.

Le choix de méthode de recalage.

Le terme recalage peut signifier une mise en correspondance ou alignement (en anglais, Registration). Aucune méthode de recalage <u>unique</u> n'existe pour résoudre tous les problèmes d'alignement. Pratiquement, chaque méthode de recalage doit s'adapter aux critères de la méthodologie et à l'objectif de la recherche. On peut citer quelques critères de recalage comme la dimension (2D ou 3D), le type de transformation (rigide ou non rigide), la globalité de la transformation (locale ou globale) (Andriamanampisoa, 2008).

Nous avons développé deux protocoles informatiques sous Matlab pour calculer la transformation. Le premier inclut la méthode proposée par Soderkvist et Wedin, (1993) dont le principe mathématique est basé sur la décomposition de la valeur singulière (SVD). Le second protocole développé par Besl et McKay, (1992) est basé sur les quaternions. Cette méthode utilise le recalage par itération pour minimiser l'erreur à une valeur donnée (Iterative Closest Point, ICP).

Nous avons testé les deux méthodes en comparant les paramètres de la transformation sous forme vecteur rotation (rotation et translation). Etant donné que l'ICP ne fonctionne que pour un solide défini par des marqueurs anatomiques (pas par un nuage de points dans notre étude), nous ne pouvons donc que comparer les deux méthodes pour le même mouvement défini par les mêmes marqueurs anatomiques.

Nous avons constaté que les composantes des différents vecteurs rotations sont égales entre les deux méthodes de recalage. On peut donc en conclure que les deux méthodes convergent vers des résultats semblables pour des données identiques. Dans le cadre de notre étude, elles sont donc équivalentes, du point de vue de leur précision, pour leur utilisation avec des marqueurs anatomiques.

Fiabilité du système de mesure

La source principale de l'erreur de notre méthode est liée au placement des repères anatomiques virtuels dans la position initiale et finale. En plus, pour cette étude *in vivo* , il est important de souligner qu'il est très difficile de réaliser une étude de sensibilité entre la variation du placement des repères anatomiques virtuels et l'erreur sur le résultat final en 3 dimensions. Pour obtenir l'erreur exacte, il faudrait quantifier les erreurs en tenant compte de toutes les variables qui peuvent avoir une influence sur les résultats. Sachant qu'il y a 8 vertèbres dans 2 positions différentes, que pour chaque vertèbre il y a 3 marqueurs, que pour chaque marqueur il y a 3 coordonnées, le nombre de possibilités de mouvements pour chaque vertèbre liée à l'erreur de pointage donne 8 exposant 3 exposant 3 exposant 2 (68 719 476 736 000) solutions différentes.

1. <u>Etude de sensibilité sur la déformation inter positionnelle :</u>

Afin de s'assurer que les distances entre les repères anatomiques sont proches de zéro lors de changement de position et que le solide est non déformable, nous calculons l'écart quadratique moyen ou Root Mean Square (RMS) entre la position initiale et la position finale par la fonction de recalage SVD (Soderkvist et Werdin 1995). Idéalement, cette erreur devait être égale à zéro, étant donné que les vertèbres ne se déforment pas lors des mouvements physiologiques. L'influence de l'erreur de pointage sur la méthode de recalage est estimée par cet indicateur RMS.

Le RMS moyen de 10 pointages pour toutes les vertèbres confondues vaut $0,6 \pm 0,3$ mm. Cette erreur a été injectée dans les coordonnées X, Y, et Z des 3 points qui constituent les repères anatomiques d'une position d'un niveau cervical. Puis nous avons augmenté cette erreur par incrémentation de 0.1 mm afin d'étudier l'influence de la propagation de cette erreur sur les paramètres de l'axe hélicoïdal (la rotation hélicoïdale, translation et la localisation) comme le montre le tableau III-1. La propagation de l'erreur n'influence pratiquement pas la rotation hélicoïdale. Par contre, pour la translation et le point de localisation se trouvent sensiblement modifiés d'une façon linéaire (Fig III.10) et (Fig III.11)

TableIII-2 : *Influence de la propagation de l'erreur RMS par incrémentation de 0.1 mm sur les paramètres de l'axe hélicoïdal du mouvement.*

RMS (mm)	Rotation(°)	Translation (mm)	Localisation (mm)
0.6	0.0	0.9	3.6
0.7	0.0	1.1	4.2
0.8	0.0	1.3	4.8
0.9	0.0	1.4	5.4
1	0.0	1.6	6.0
1.1	0.0	1.7	6.6
1.2	0.0	1.9	7.2
Moyenne	0.0	1.4	5.4
Ecart type	0.0	0.3	1.2
min	0.0	0.9	3.6
Max	0.0	1.9	7.2

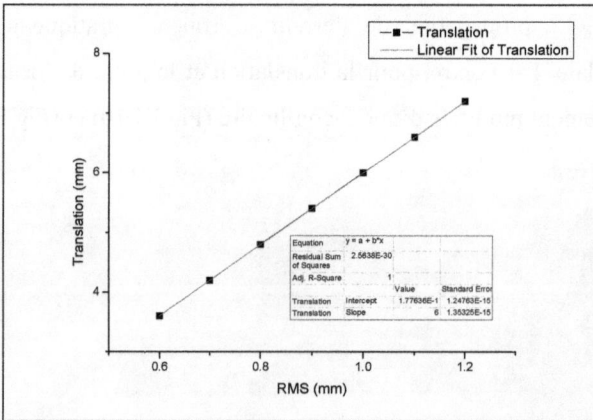

Figure III-10. Résultat de la propagation de l'erreur sur la translation.

2. Etude de reproductibilité inter et intra observateur :

Comme la reproductibilité et la précision sont très dépendantes des erreurs du placement des repères anatomiques virtuels sur les vertèbres dans les différentes positions. Une colonne contenant 8 vertèbres (C0-C7) a été choisie au hasard, trois observateurs ont été placées chacun dix fois sur chaque vertèbre. Le coefficient de corrélation de concordance (Lin, 1989) a été calculé ainsi que le RMS pour quantifier, à la fois, la cohérence et la concordance absolue en inter- et intra-observateur. Chaque expérimentateur a effectué dix pointages des repères anatomiques et chaque série de pointages a été comparée aux autres. Le CCC moyen intra observateur pour la répétition était 0,95 ±0,03 qui correspond à une excellente corrélation sur les dix répétitions. Le tableau III-3 montre que la reproductibilité inter observateur est excellente avec des coefficients de corrélations de concordances supérieurs à 0,98.

Tableau III-3 : Résultats de coefficients de corrélation de concordance entre les 3 observateurs.

Coefficient de corrélation de concordance (Lin 1989)

	X	IC 95%	Y	IC 95%	Z	IC 95%
Obs.1 vs obs. 2	0,9977	0,9963-0,9986	0,9994	0.9990-0 ,9996	0,9996	0,9993-0,9997
Obs.1 vs obs. 3	0,9982	0,9970-0,9989	0,9995	0,9991-0,9997	0,9996	0,9993-0,9997
Obs.2 vs obs. 3	0,9992	0,9987-0,9995	0,9993	0 ,9988-0,9996	0,9999	0,9998-0,9999

Le RMS intra observateur calculé pour toutes les coordonnées des marqueurs confondues, varie entre 0,2 et 0,4 mm, et atteint une valeur maximale de 1,2 mm pour différents observateurs.

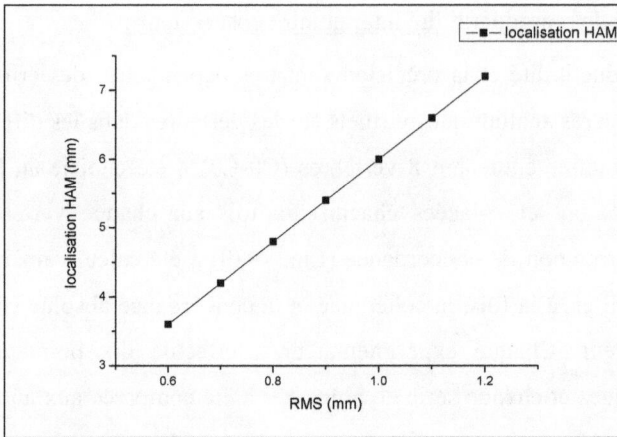

Figure III-11. Résultat de la propagation de l'erreur sur la localisation de l'axe

3. <u>Etude de validité interne sur le mouvement principal de la tête :</u>

Afin d'évaluer l'exactitude (accuracy) des mesures du mouvement principal lors de la rotation de la tête, un inclinomètre est attaché à la tête de tous les sujets afin de mesurer directement la rotation maximale de la tête lors de la session CT scan. L'exactitude de notre méthode est de 0.4° basée sur la comparaison entre la rotation axiale de la tête obtenue par CT-scan et l'inclinomètre utilisé comme référence (Bland et Altman, 1986). Cette méthode permet de conclure à l'interchangeabilité entre deux méthodes.

Chapitre IV Cinématique 3D de la colonne cervicale lors de la rotation maximale de la tête.

Introduction

La colonne cervicale avec sa musculature constitue le système support permettant la mobilité et l'orientation de la tête dans l'espace. L'anatomie particulière (i.e. la présence des processus unciformes, l'orientation des processus articulaires etc.), la région de transition entre l'os occipital, l'atlas et l'axis et la biomécanique spécifique associée, font de cette région la plus mobile mais aussi la plus complexe de la colonne vertébrale. Par ailleurs, le rachis cervical est également le siège de fréquents dysfonctionnements, consécutifs à un traumatisme ou à des processus dégénératifs, sources éventuelles d'hypermobilité ou d'hypomobilité articulaires, de douleurs et d'instabilité. Mais avant tout, pour analyser et éventuellement objectiver la pathomécanique, il est au préalable indispensable d'évaluer et de comprendre la mécanique articulaire physiologique.

La colonne cervicale offre un large éventail de mouvements tridimensionnels (3D). Une des conséquences de la position verticale adaptée à la bipédie, les mouvements exécutés de la tête sont le plus souvent la rotation axiale et celui de flexion-extension (Cobian et al., 2009). La rotation axiale se produit la plupart du temps dans beaucoup d'activités quotidiennes. Par ailleurs, en médecine manuelle, la rotation axiale est considérée comme mouvement à risque, en particulier dans l'usage des manipulations de la colonne cervicale.

D'un point de vue anatomique et également fonctionnel, la colonne cervicale peut être subdivisée en deux parties: la colonne cervicale supérieure comprenant le complexe os occipital-atlas-axis et la colonne cervicale inférieure à partir des zygapophyses inférieures de C2 jusqu'à C7 incluse. D'un point de vue anatomique, les vertèbres cervicales présentent une variabilité interindividuelle large. La colonne cervicale présente une anatomie et une physiologie uniques comparées aux autres régions vertébrales. Les dispositions anatomiques de la colonne cervicale sont censées influencer de manière significative son comportement biomécanique (Laville et al., 2009). D'un point de vue fonctionnel, elle est le siège de mouvements couplés complexes. On pourrait probablement inclure les étages thoraciques supérieurs qui participent aux mouvements du rachis cervical notamment lors de mouvements de grande amplitude.

Une caractéristique mécanique partagée par de nombreux auteurs, concerne le couplage de la rotation à la latéroflexion et vice versa.

Il existe aujourd'hui de nombreuses études disponibles s'adressant à la cinématique 3D lors de la rotation axiale de la tête par rapport au tronc. Les mouvements couplés ont été également étudiés. (Alund et Larsson, 1990; Dvorak et al., 1992; Trott et al., 1996; Feipel et al., 1999; Ferrario et al., 2002; Lansade et al., 2009). Rappelons que ces études concernent donc la cinématique globale du rachis cervical. D'autres études ont déterminé le mouvement couplé au niveau intersegmentaire (Lysell, 1969; Mimura et al., 1989; Iai et al., 1993; Milne, 1993; Wen et al., 1993; Panjabi et al., 2001) mais ces études contiennent l'un ou l'autre segment manquant ou ont été exécutées *in vitro*. En plus, aucune ne rapporte des résultats concernant les translations dans le but de quantifier complétement la cinématique 3D, c'est-à-dire les 6 degrés de liberté.

En fait, l'origine des mouvements couplés au niveau de la colonne cervicale inférieure pourrait être expliquée par la configuration géométrique des surfaces articulaires postérieures. Au niveau de la colonne cervicale supérieure, le rôle des ligaments alaires est le plus cité dans la littérature (White et Panjabi, 1978; Dvorak et Panjabi, 1987; White et Panjabi, 1990; Panjabi et al., 2001). Les mouvements couplés sont également influencés par la position de la tête, par le choix du mouvement primaire de la tête (Milne, 1993), par diverses pathologies telles que les spondyloarthropathies cervicales (Nagamoto et al., 2011) et par des traumatismes ou des lésions de ligaments alaires, qui sont resposables de générer une hyper mobilité rotatoire de la tête (Dvorak et al., 1987).

Pfirrmann et al., (2000) utilisent l'IRM fonctionnelle ; ils ont mesuré l'amplitude de la rotation axiale au niveau des trois premières vertèbres cervicales (C0-C1-C2) chez 50 sujets asymptomatiques. Leurs résultats ont montré que l'amplitude de la rotation axiale présente une importante variabilité inter individuelle ainsi qu'une différence entre le côté gauche et droit.

Ishii et al., (2004a, 2004b) ont développé une nouvelle méthode d'analyse 3D de la colonne cervicale par résonance magnétique pour analyser le mouvement primaire et les mouvements couplés inter segmentaire. À notre connaissance, ces études sont les seules qui ont analysé, *in vivo*, la cinématique 3D complète de la colonne cervicale pendant la rotation axiale.

Cependant, des questions importantes subsistent, notamment du fait que dans les études d'Ishii et al., l'amplitude des mouvements couplés dépassent souvent celle du mouvement primaire. Un tel résultat est surprenant et diffère assez bien des résultats d'études précédentes (Lysell, 1969 ; Mimura et al., 1989 ; Wen et al., 1993 ; Panjabi et al., 2001). On ne peut exclure qu'il s'agit là d'une erreur liée à la méthodologie. Nous y reviendrons dans le chapitre de la discussion.

Le but de notre étude est de collecter des informations tant quantitatives que qualitatives de la cinématique 3D intersegmentaire de la colonne cervicale *in vivo*, et d'analyser les modèles des mouvements couplés pendant la rotation axiale passive maximale. Ces données devraient fournir des données normatives pour de futures études réalisées dans d'autres conditions ou encore pour évaluer les risques liés à la manipulation au niveau de la colonne cervicale.

Méthodologie

1. Sujets

Vingt volontaires asymptomatiques (7 femmes et 13 hommes) ont participé à cette étude (moyenne d'âge = 23,6 ± 2,1 ans ; taille moyenne = 173 ± 9 cm ; poids moyen= 68,7 ±8,9 kg ; BMI moyen = 22,8 ± 2,1 kg/m²). Les sujets n'ont pas montré d'anomalies morphologiques comme hypercyphose thoracique ou une scoliose apparente.

Toutes les procédures expérimentales ont été approuvées selon les normes du comité d'éthique de l'hôpital (CHU Brugmann Bruxelles) concernant l'expérimentation humaine et ont été enregistrées sous le numéro de l'accord CE 2004/28 (voir annexe 1). Tous les sujets ont donné leur consentement éclairé écrit.

Afin d'obtenir des données lors de la rotation axiale droite et gauche sans augmenter le rayonnement X pour les participants, deux sous-groupes de 10 sujets ont été randomisés: le premier groupe a tourné la tête passivement vers le côté droit et le deuxième groupe vers le côté gauche.

2. Procédure

Le sujet était en décubitus dorsal et la tête se trouvait en position la plus neutre possible sur la table de CT scan (Sensation 16 Siemens ®, acquisition hélicoïdale, l'épaisseur de la coupe 0,75 mm avec pitch 0,6 utilisant le logiciel de Low-Dose Care par Siemens ®). La position neutre de la tête a été définie par la position verticale perpendiculaire du plan de Francfort par rapport à la table de CT-scan (La ligne passe par le bord inférieur de l'orbite et le bord supérieur du méat acoustique externe). Un topo scan latéral a été réalisé afin de visualiser les segments à balayer qui vont servir de références pour le calcul. Ces derniers étaient inclus entre le conduit auditif externe (foramen magnum) et le corps de la septième vertèbre cervicale.

À l'issue de la tomodensitométrie en position neutre, la tête a été tournée passivement le plus loin possible vers la gauche pour le premier groupe (n = 10) et fixée par une bande adhésive sans effort excessif ou inconfort pour le sujet. Cette procédure est répétée en rotation maximale de la tête vers la droite pour le second groupe (n = 10). Les compensations en latéroflexion, flexion et en extension ont été évitées autant que possible pendant le positionnement de la tête. Les épaules étaient fixées avec un ruban non-élastique et sont restées dans le plan horizontal pour éviter toute rotation du tronc.

3. Segmentation.

La segmentation est un procédé qui permet d'extraire le tissu osseux des autres tissus anatomiques afin de construire le volume osseux (Fig IV-1). Toutes les images de chaque sujet ont été segmentées semi-automatiquement (Amira 3,1 ®) dans les deux positions, neutre et rotation.

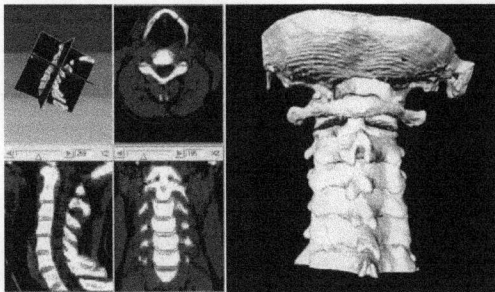

Figure IV-1 : Détermination des contours osseux dans les 3 plans et la reconstruction du volume osseux

4. Système de coordonnées.

Dans toute étude cinématique d'un corps rigide, il est important de définir le système de coordonnées qui puisse spécifier sans ambigüité la position et l'orientation de chaque vertèbre lors de changement de position (voir les détails au chapitre II et III).

Trois marqueurs anatomiques virtuels non colinéaires ont été placés sur les structures les plus proéminentes de chaque vertèbre dans les deux positions discrètes. Le premier point sur le tubercule postérieur du processus transverse droit, le deuxième point sur le tubercule postérieur du processus transverse gauche et le troisième point sur le processus épineux de la vertèbre (Fig. IV-2).

Les coordonnées spatiales de ces marqueurs anatomiques virtuels jouent un rôle important permettant la définition d'un système de coordonnées locale orthogonale attaché à chaque vertèbre dans les différentes positions. La position et l'orientation des axes de référence ont été établies selon les recommandations de la société internationale de biomécanique (Wu et al., 2002).

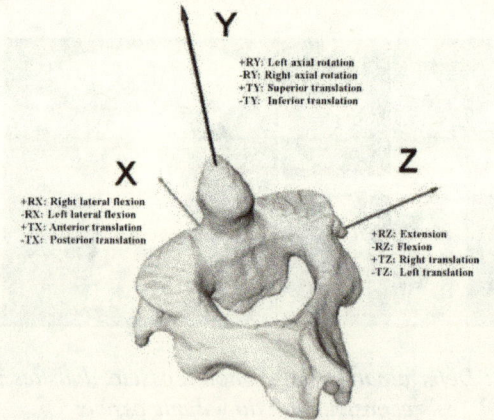

Figure IV-2 : Localisation et orientation du système de référence local

L'axe Z est l'axe médio-latéral, il traverse le tubercule postérieur des processus transverses de gauche et de droite, il est pointé vers la droite ce qui définit le sens positif. L'axe X est orienté antéropostérieurement, il traverse le processus épineux ; il pointe vers l'avant et est perpendiculaire à l'axe Z. L'axe Y est orthogonal aux deux premiers axes et pointe vers le haut (Fig. IV-2). Une exception existe pour l'os occipital où l'axe Z est défini par 2 marqueurs anatomiques virtuels placés au niveau du plus grand diamètre transverse du foramen magnum. L'axe X passant par le plus grand diamètre antéro-postérieur du foramen magnum et l'axe Y est orthogonal par rapport aux deux autres axes et pointe vers le haut (Fig. IV-2).

5. Calcul des angles anatomiques.

La cinématique 3D a été calculée en utilisant la méthode du corps rigide entre les deux positions. Ceci permet d'obtenir la matrice de transformation qui inclut la matrice de rotation, le vecteur de translation et l'erreur RMS (Soderkvist et Wedin, 1993). Les angles anatomiques et les translations des vertèbres ont été déterminés par le concept de l'axe hélicoïdal décrit par Panjabi et al. (1981) (Voir chapitre II et III).

La rotation positive autour de l'axe X correspond à une latéroflexion droite. Inversément quand le signe est négatif, il s'agit d'une latéroflexion gauche.

La rotation positive autour de l'axe Y correspond à une rotation gauche, inversément quand le signe est négatif, il s'agit d'une rotation droite.

La rotation positive autour de l'axe Z correspond à un mouvement d'extension de la vertèbre, inversément, un signe négatif correspond à un mouvement de flexion (Fig. IV-2).

6. Statistiques et analyse de données.

La validité ainsi que la reproductibilité ont été développées en détails dans le chapitre III. Un test de Student de comparaison de deux moyennes, pour échantillons indépendants a été utilisé pour déterminer la différence ($P < 0.05$) entre le premier groupe (rotation droite) et le second groupe (rotation gauche).

Toutes nos données sont exprimées par leur moyenne et l'écart type. Le test de Shapiro-Wilk a été utilisé pour contrôler la normalité de la distribution, ainsi que le test de Levene pour l'égalité de la variance.

Résultats

Le résultat du test de Student indique qu'il n'existe pas de différence significative ($P> 0.05$) entre le premier groupe de sujets qui ont effectué une rotation gauche et le second groupe avec rotation à droite. Comme il n'existe pas de différence significative pour aucun des six degrés de liberté, donc pour les 3 rotations et les 3 translations, nous pouvons nous permettre de regrouper les données obtenues lors de la rotation gauche et droite en une seule direction.

1. Rotation absolue de la tête

Le tableau 1 montre les valeurs moyennes ± DS de la rotation axiale de l'os occipital (C0) exprimées dans le système de coordonnées spatiales globales, ainsi que les mouvements couplés dans les plans frontal et sagittal. L'angle moyen de rotation axiale de la tête d'un côté était de 72,6 ± 5,3 °. La flexion latérale moyenne couplée a été de -2,3 ± 10,7 ° survenant dans la même direction que la rotation. Toutefois, l'écart type est important et sa valeur dépasse celle de la moyenne, indiquant que plusieurs sujets ont effectué une flexion latérale dans le sens inverse de la rotation (20%, 5 sujets sur 20). Une extension moyenne de 6,6 ± 5,9 ° a été associée à cette rotation axiale. Ces résultats indiquent l'inconstance des flexions latérales qui accompagne la rotation axiale de la tête. Les valeurs moyennes des trois translations de l'origine du système de coordonnées le long des trois axes sont négligeables, sauf pour la direction céphalo-caudale où C0 a présenté une translation caudale de -2,7 ± 4,1 mm.

Tableau IV-1. *Amplitude de rotation moyenne ± DS (°) et de translation moyenne (mm) de la tête (C0) vers un seul côté dans le système de coordonnées globales (N=20).*

Niveau	RA		LF associée	F-E associées	TAP associée	TSI associée	TL associée
C0	72,6 ± 5,3		-2,3 ±10,7	6,6 ± 5,9	0,2 ± 0,6	-2,7 ± 4,1	-0,3 ± 0,7

Les valeurs (+) représentent : Rotation axiale gauche (RA), latéroflexion droite (LF) et extension (E). Translation : antérieure le long de l'axe antéropostérieur (T-AP), supérieur le long de l'axe supéro-inférieur (T-SI) et translation droite le long de l'axe latérale (TL).

2. Le mouvement relatif intervertébral de C0-C1 à C6-C7 :

Les mouvements intervertébraux de C0-C1 à C6-C7 sont indiqués dans le tableau 2. La moyenne de la rotation axiale (± DS) pour C0-C1 est de 2,5 ± 1,4 ° associée à une à latéroflexion du côté opposé et une extension. Pour le niveau C1-C2, la rotation axiale est de 36,7 ± 6,7°associée à une latéroflexion du côté opposé et une extension. Les écarts types des mouvements associés sont importants, ce qui signifie qu'il y a des sujets qui ont effectué une latéroflexion de même côté (trois sujets sur 20) et une flexion (4 sujets sur 20). Pour C2-C3 à C6-C7, le sens de la rotation axiale moyenne va dans la même direction que la rotation de la tête chez tous les sujets sauf pour le niveau C2-C3, où trois sujets sur 20 ont présenté une rotation vers le côté opposé. Nous pouvons qualifier cette contre-rotation de mouvement paradoxal. Une latéroflexion associée se produit dans la même direction que la rotation axiale. Nos données démontrent que le niveau C2-C3 est l'étage le moins mobile en rotation axiale et présente une variation importante en ce qui concerne les mouvements couplés entre les sujets.

Dans le plan sagittal, une extension est associée à la rotation axiale aux niveaux cervicaux moyens (C2-C3, C3-C4 et C4-C5), tandis qu'une flexion est associée aux niveaux C5-C6 et C6-C7.

Les valeurs de translation de l'origine du système de coordonnées orthogonales sont très faibles voir négligeables pour tous les niveaux, sauf au niveau C1-C2, qui montre une translation vers le bas de C1 par rapport à C2 de 2,0 ±1,6 mm (tableau IV-2).

Tableau IV-2. *Amplitudes de rotation moyenne ± DS (°) et de translation moyenne (mm) pour chaque niveau vertébral.*

Niveau	RA	LF associée	FE associées	TAP associé	TSI associé	TL associé
C0-C1	2,5 ±1,0	5,0 ±3,0	12,0 ±4,5	-0,3 ±0,8	-0,1 ±0,4	-0,1 ±1,5
C1-C2	37,5 ±6,0	2,4 ±5,7	4,2 ±6,2	0,2 ±0,6	-2,0 ±1,6	0,0 ±0,3
C2-C3	1,2 ±1,9	-0,3 ±2,0	0,6 ±3,8	-0,2 ±0,4	0,2 ±0,5	0,0 ±0,7
C3-C4	5,0 ±2,1	-3,7 ±2,6	1,5 ±3,0	0,0 ±0,5	0,4 ±0,8	0,5 ±0,7
C4-C5	5,5 ±1,4	-4,0 ±2,4	0,5 ±2,4	-0,1 ±0,6	0,2 ± 0,9	0,4 ±0,7
C5-C6	5,0 ±1,8	-4,5 ±2,8	-1,1 ±3,0	0,0 ±0,6	0,0 ±0,6	0,3 ±0,4
C6-C7	3,9 ±1,9	-4,3 ±2,1	-1,2 ±2,2	0,1 ±0,4	-0,1 ± 0,4	0,1 ±0,3

Les valeurs (+) représentent : Rotation axiale gauche (RA), latéroflexion droite (LF) et extension (E).Translation : antérieure le long de l'axe antéropostérieur (T-AP), supérieur le long de l'axe supéro-inférieur (T-SI) et une translation droite le long de l'axe latérale (TL).

Discussion

1. Acquisition des données

Le but de notre étude était de déterminer la cinématique 3D *in vivo* de la colonne cervicale lors de la rotation maximale passive de la tête. La visualisation 3D de la colonne cervicale est possible grâce à l'acquisition du volume qui peut être réalisée par scanner spiralé ou par IRM 3D. L'acquisition par l'IRM a l'avantage de ne pas irradier le sujet, mais nécessite une immobilisation totale durant toute la durée de l'acquisition, où chaque position dure environ 60 fois plus longtemps que le temps d'acquisition par CT (5-10 minutes pour le RMI, 5-10 secondes pour CT). Ceci pose une difficulté méthodologique. En effet, maintenir la tête dans de telles conditions risque de s'avérer très inconfortable, surtout quand on cherche à déterminer des amplitudes maximales. Par conséquent, on ne peut pas garantir la relaxation musculaire complète, ni des attitudes ou des mouvements compensatoires. Une autre limitation de l'IRM consiste dans la résolution spatiale qu'elle offre ; celle-ci est nettement plus faible que celle obtenue à l'aide du CT-scan. Une résolution faible diminue la qualité de la reconstruction 3D ; la précision du résultat final ne pourrait qu'en souffrir. En utilisant une acquisition par scanner spiralé, la résolution est nettement plus élevée. Le problème de l'irradiation est limité grâce à l'utilisation d'un système avec logiciel low-dose car délivré par Siemens ®. L'irradiation peut être diminuée de 70% à 90% par rapport à un protocole standard par CT-scan tout en conservant un excellent rapport signal / bruit avec une résolution spatiale identique (Mulkens et al., 2005; Van Sint Jan et al., 2006).

2. Validité externe de la rotation axiale:

Afin de tester la validité externe de nos résultats, nous avons comparé nos résultats concernant l'amplitude de la rotation axiale de la tête dans le système de coordonnées globales avec ceux des études précédentes *in vivo* utilisant d'autres techniques de mesures. La rotation axiale moyenne de 72,6 ± 5,3 ° est en très bon accord avec ces études (tableau IV-3).

Tableau IV-3 : Comparaison des amplitudes moyennes ± SD, de la rotation axiale maximale (°) et des mouvements couplés de la tête par rapport au tronc.

Auteur	Méthode	RA	LF a	F-E a
Alund and Larsson (1990)	Electrogoniomètre	74,0 ± 11	3,0 ± 5,0	-
Trott et al. (1996)	Electromagnetic	71,7	8,8	13,0
Feipel et al. (1999)	Electrogoniomètre	72,0 ± 9,0	4,0 ± 7,0	1,0 ± 12
Ishii et al. (2004)	3D MRI	72,1 ± 5,7	-	-
Salem et al. (2013)	3D CT Scan	72,6 ± 5,3	2,3 ± 10,7	6,6 ± 5,9

RA= rotation axiale ; LF a= latéroflexion associée ; F-E a= flexion –extension associées

3. Analyse segmentaire de la rotation

La moyenne de la rotation axiale entre C0 et C1 est de 2,5 ±1,0°, ce qui est très proche de la valeur déterminée dans d'autres études réalisées *in vivo* (tableau

IV-4). Comparée à l'étude *in vitro* réalisée par Panjabi et al. (2001) elle diffère sensiblement. Cela pourrait bien s'expliquer par une différence méthodologique; notamment par l'absence d'une réaction musculaire. Le fait que l'amplitude déterminée sur la préparation anatomique soit clairement supérieure en comparaison avec les études réalisées sur le vivant, représente une indication claire compatible avec cette interprétation.

La majeure partie de la rotation axiale de la tête survient dans la colonne cervicale supérieure ; elle présente une anatomie hautement spécialisée qui permet d'offrir une telle qualité de mouvement. Le niveau C1-C2 montre la plus grande amplitude de la rotation axiale qui représente 60% de la rotation totale (Penning et Wilmink, 1987; Dvorak et al., 1988; Mimura et al., 1989; Dumas et al., 1993; Antinnes et al., 1994; Pfirrmann et al., 2000; Ishii et al., 2004b). L'amplitude moyenne que nous avons pu déterminer au niveau atlanto-axoïdien est de $37,7 \pm 7,0°$, ce qui est très proche des valeurs rapportées dans la littérature (tableau IV-4).

Tableau IV-4 : *Comparaison de l'amplitude de la moyenne de la rotation axiale intervertébrale (°) d'un côté pour les différents segments.*

Auteur	Méthode	C0-C1	C1-C2	C2-C3	C3-C4	C4-C5	C5-C6	C6-C7
Lysel et al. (1969)	*in vitro*	-	-	3,0	4,9	5,2	4,0	2,9
Penning et Wilminck (1987)	*in vivo*	1,0	40,5	3,0	6,5	6,8	6,9	5,4
Dvorak et al. (1988)	*in vivo*	2,8	41,5	-	-	-	-	-
Mimura et al. (1989)	*in vivo*	-	-	3,7	2,9	2,1	2,7	3,2
Iai et al. (1993)	*in vivo*	-4,0	38	4,0	3,5	3,5	3,0	3,0
Wen et al. (1993)	*in vitro*	-	36,6	5,6	6,1	7,8	5,5	4,9
Dumas et al. (1993)	*in vivo*	1,4	37	0,6	4,9	5,2	5,1	3,4
Panjabi et al. (2001)	*in vitro*	4,9	28,4	1,7	2,6	3,4	2,5	1,5
Ishii et al. (2004)	*in vivo*	1,7	36,3	2,2	4,5	4,6	4,0	1,6
Salem et al. (2013)	*in vivo*	2,5	37,7	1,2	5,0	5,5	5,0	3,9

L'amplitude de la rotation axiale dans le rachis cervical inférieur (C2 à C7) est bien en accord avec les études précédentes, comme indiqué dans le tableau IV-4. Nos résultats indiquent que le niveau C2-C3 présente une mobilité relativement faible, ce qui est en accord avec les études précédentes (Antinnes et al., 1994; Ishii et al., 2004; Panjabi et al., 2001; Pfirrmann et al., 2000). Cette mobilité faible peut s'expliquer par l'orientation spécifique des articulations zygapophysaires de cet étage. En effet, les angles de déclinaison des surfaces sont à l'opposé de celles des segments sous-jacents. Celles-ci sont orientées vers l'arrière et le dedans (Bogduk et Mercer, 2000). Ce comportement inconstant n'est pas inhabituel pour ce niveau. Nos résultats démontrent une rotation paradoxale chez 15% des sujets (3 sujets sur 20). Ceci est comparable aux résultats rapportés par Pfirrmann et al. (2000) qui ont trouvé une rotation paradoxale chez 20% de leurs sujets. Il s'agissait également de volontaires asymptomatiques. La technique utilisée était l'IRM. L'explication de ces mouvements paradoxaux demeure incertaine. Néanmoins, Antinnes et al. (1994) dans leur étude sur 423 patients souffrant de douleurs cervicales chroniques après whiplash, attribuent les mouvements paradoxaux à une instabilité causée par la perturbation des ligaments alaires pour le complexe articulaire os occipital-atlas-axis. D'autres auteurs ont souligné la variabilité des mouvements associés au niveau C2-C3 (Penning et Wilmink 1987; Bogduk et Mercer, 2000).

Table IV-5 : *Comparaison de rapport du mouvement associé de la littérature (latéroflexion/rotation axiale).*

Auteurs	C0-C1	C1-C2	C2-C3	C3-C4	C4-C5	C5-C6	C6-C7
Lysell (1969)	-	-	0,88	0,63	0,48	0,46	0,52
Mimura et al. (1989)	-	-	0,43	2,14	2,95	1,48	0,84
Wen et al. (1993)	-	-	0,72	0,56	0,46	0,41	0,36
Panjabi et al. (2001)	0,37	0,11	-	-	-	-	-
Ishii et al. (2004)	2,41	0,10	1,64	1,20	1,09	1,33	3,06
Salem et al. (2013)	2,06	0,06	0,24	0,75	0,72	0,89	1,08

4. Analyse segmentaire de la translation

Les translations le long des trois axes ont été relativement faibles voir négligeables à tous les niveaux sauf pour l'articulation atlanto-axoïdienne, où une translation caudale d'une amplitude de 2,0 ± 1,6 mm s'est produite. Ceci est en bon accord avec les résultats d'autres études (Ishii et al., 2004; Dumas et al., 1993). Un tel mécanisme peut être expliqué par la forme biconvexe des deux surfaces articulaires inférieures de l'atlas et supérieures de l'axis dans le plan sagittal. Néanmoins, nous pouvons souligner que d'après nos connaissances aucune étude n'a encore mis en relation précise la morphologie de ces surfaces articulaires et l'amplitude de translation caudale. Outre l'étude de la morphologie des surfaces articulaires il faudrait inclure la détermination de la zone de contact ou du point de contact moyen entre les deux surfaces et ce, évidemment, dans différentes positions.

5. Mouvements associés (C2 à C7) :

La latéroflexion associée dans la colonne cervicale inférieure de C2-C3 à C6-C7 a eu lieu dans la même direction que la rotation axiale, ce qui concorde avec les résultats obtenus dans les études précédentes (Iai et al., 1993; Ishii et al., 2004; Mimura et al., 1989; Panjabi et al., 2001). Le rapport entre l'amplitude de la latéroflexion (le mouvement secondaire) et celle de la rotation (le mouvement primaire) a été calculé (tableau IV-5). Ce rapport est un indicateur pratique et est informatif afin de caractériser le mouvement 3D à chaque niveau vertébral. Si ce rapport est supérieur à l'unité, l'amplitude de la latéroflexion est supérieure à celle de la rotation axiale, lorsque la rotation axiale est le mouvement principal.

Dans notre étude, comme le montre le tableau IV-5, le rapport était inférieur à l'unité pour les niveaux C2-C3 à C5-C6. Ceci est en accord avec les valeurs rapportées par Lysell (1969) et Wen et al. (1993), mais en opposition à Ishii et al. (2004) qui rapportent un rapport supérieur à l'unité pour les niveaux inférieurs. Ce résultat pourrait s'expliquer par un mouvement de roulement de la tête sur la table IRM pendant la réalisation de l'expérimentation, ou éventuellement par l'activité musculaire nécessaire pour maintenir les quatre positions de chaque côté pendant le temps d'acquisition dans le tunnel de l'IRM. En fait, d'après les données de Lysell 1969 et Wen et al., 1993 ce rapport a tendance à diminuer en descendant dans la colonne cervicale, ceci peut signifier que l'axe du mouvement s'oriente en faveur du plan de mouvement principal. Ainsi, selon ces deux auteurs, l'axe se verticalise en descendant dans la colonne cervicale inférieure. L'influence du mouvement primaire sur l'orientation de l'axe a été bien démontrée par Milne (1992). L'angle d'inclinaison de l'axe aux niveaux cervicaux inférieurs peut varier de 15 à 30%, quand on change le mouvement primaire de la rotation axiale à la latéroflexion. Ceci indique que le couplage entre la rotation axiale et la latéroflexion latérale aurait tendance à diminuer; le mouvement primaire devient de plus en plus pur. Si on extrapole aux niveaux thoraciques, la question se pose s'il existe encore un couplage entre ces deux mouvements (Klein et Sommerfeld, 2012).

Dans le plan sagittal, un mouvement d'extension associée à la rotation axiale apparait dans les étages cervicaux moyens (C2-C3, C3-C4 et C4-C5), tandis qu'une flexion est associée aux niveaux des étages inférieurs (C5-C6 et C6-C7). Ces résultats sont en accord avec ceux d'études antérieures (Ishii et al., 2004; Panjabi et al., 2001).

6. Mouvements associés (C0-C1-C2)

Au niveau de la colonne cervicale supérieure (C0-C1 et C1-C2), il apparait une latéroflexion du côté opposé à la rotation axiale et une extension. Ces schémas de mouvement sont bien connus depuis les études de Dvorak et Panjabi (1987) ou encore de Panjabi et al. (2001) et sont confirmés par l'étude 3D cinématique de Ishii et al. (2004a). En effet, la colonne cervicale supérieure joue un rôle important dans l'orientation et la stabilisation de la tête en particulier dans l'orientation du plan de vision lors de rotation de la tête. De nombreux auteurs soulignent le rôle des ligaments alaires dans la genèse de ces mouvements associés.

Selon Dvorak et Panjabi, (1987), le ligament alaire limite la rotation axiale ainsi que la flexion latérale au niveau du complexe occipito-atlanto-axoïdien. D'un point de vue anatomique, la partie inférieure du ligament est étirée au début du mouvement de rotation de la tête. Quand la rotation axiale augmente la déformation a également lieu à la partie supérieure. En outre, ces auteurs soulignent la relation existante entre les variations anatomiques et biomécaniques, il s'agit d'un phénomène d'une grande complexité. Dvorak et al. (1987) ont rapporté, dans leur étude *in vitro*, que lors de la section du ligament alaire d'un côté on observe une augmentation de la rotation du côté opposé aux niveaux C0-C1 et C1-C2. Toutefois, l'hypermobilité de la jonction crânio-cervicale ne doit pas conduire nécessairement au diagnostic d'une rupture du ligament alaire (Pfirmann et al. 2000). Ces auteurs ont montré qu'une augmentation de l'amplitude du mouvement rotatoire d'un côté ne peut être qualifiée d'hyper mobilité rotatoire. Car cette hyper mobilité rotatoire est inclue à l'intérieur de la variabilité normale chez les sujets sains. Par conséquent, une augmentation de l'amplitude de la rotation ne peut pas être utilisée comme indicateur clinique afin de diagnostiquer une instabilité rotatoire causée par une lésion du ligament alaire.

Même si la question concernant l'origine des mouvements couplés de la colonne cervicale reste d'actualité, plusieurs facteurs peuvent être considérés pour expliquer ce phénomène:

1- L'orientation des facettes articulaires dans les plans sagittal et frontal, qui sont respectivement appelés les angles d'inclinaison et de déclinaison. Leur asymétrie droite / gauche et leur variabilité inter segmentaire doivent être envisagées (Pal et al., 2001).

2- La présence des processus unciformes et leur orientation 3D (Penning et Wilmink, 1987 ; Bogduk et Mercer 2000).

3- L'influence du mouvement principal de la tête sur l'orientation de l'axe hélicoïdal, par conséquence sur les mouvements associés. Le choix du mouvement primaire peut modifier l'angle d'inclinaison de l'axe hélicoïdal. Par exemple passer de la latéroflexion à la rotation axiale, l'angle d'inclinaison de l'axe hélicoïdal peut varier de 15 à 30%. (Milne, 1993).

4- La vitesse de déformation a une influence sur le module d'élasticité des structures et tissus passifs ; plus la vitesse du mouvement augmente, plus ces tissus augmentent leur résistance passive. Ceci a bien été déterminé pour les ligaments alaires par Panjabi et al. (1998).

D'autres facteurs tels que la lordose cervicale, la cyphose thoracique, la force gravitaire, ou le choix du système de coordonnées etc. peuvent influer le mouvement couplé. L'interaction de ces facteurs peut influencer ce mécanisme de couplage et sa variabilité sur les plans quantitatifs et qualitatifs (couplage homo ou hétérolatéral). De plus, il n'est pas évident que ce phénomène ou du moins son intensité soit parfaitement reproductible dans le temps. Finalement, on peut encore citer la méthodologie mise en place afin d'investiguer cette cinématique bien particulière. La plupart des études, y compris la nôtre, n'ont en fait analysé les phénomènes que de façon statique en positions extrêmes. Il faudrait passer à l'acquisition des données de façon continue. De futures études sont nécessaires afin d'élucider et préciser ce phénomène. Dans ce contexte, on doit citer le programme d'étude mis en place récemment par Anderst et ses collègues (Anderst et al., 2011; Anderst et al., 2013b; Anderst et al., 2013a) qui ont déterminé la cinématique 3D en mode continue des vertèbres cervicales lors du mouvement de flexion-extension en utilisant une nouvelle approche le « volumetric tracking process ».

Limitation de l'étude : la cinématique a été calculée entre deux positions (neutre et rotation maximale) et ne tient pas compte du mouvement de rotation continu naturel de la tête. Les sujets étaient en position allongés sur le dos ; par conséquent, nous ne pouvons pas extrapoler la cinématique à d'autres positions.

Conclusion

La présente étude tente de quantifier et de qualifier les mouvements couplés 3D lors de la rotation maximale de la tête *in vivo*. La rotation axiale induit une extension et une latéroflexion associées au côté opposé dans la colonne cervical supérieure et une latéroflexion du même côté dans la colonne cervicale inférieure. En plus, une extension a eu lieu à tous les niveaux au-dessus de C5 et une flexion aux niveaux inférieurs.

Chapitre V Fonction du ligament alaire par Modélisation cinématique 3D de l'os occipital-axis.

Introduction

La rotation axiale de la tête induit des mouvements dans les sept étages de la colonne cervicale voire même entre les vertèbres thoraciques supérieures. Cependant, ces rotations vertébrales ne sont pas distribuées uniformément. La rotation axiale dans la colonne cervicale supérieure (os occipital-atlas-axis) représente environ 60 % de la rotation totale. Les 40% restants de la rotation sont répartis dans la colonne cervicale inférieure (White et Panjabi, 1990; Dumas et al., 1993).

Dans la colonne cervicale inférieure, la rotation est limitée à la fois par le disque intervertébral, les ligaments et les processus articulaires postérieurs ou encore les processus unciformes. Par contre, les étages cervicaux supérieurs, CO-Cl et Cl-C2, n'ont pas de disque intervertébral ; d'où l'importance des structures ligamentaires à ce niveau. Elles vont jouer un rôle primordial dans la stabilisation des articulations occipito-atloïdienne et atlanto-axoïdienne lors des mouvements de la tête en général et également dans l'apparition des mouvements associés ou couplés.

Au niveau de la colonne cervicale supérieure, les ligaments alaires sont souvent cités dans la littérature comme responsable de l'apparition des mouvements couplés et jouent un rôle de freins principal lors de la rotation axiale et lors la flexion. (Fick, 1929; Werne, 1957; Kapandji, 1985; Dvorak et al., 1987a; Dvorak et Panjabi, 1987; Crisco et al., 1991; Panjabi et al., 1991a; Panjabi et al., 1991b; Moller et al., 1992; Ishii et al., 2004; Salem et al., 2013).

Des lésions ou micro lésions des ligaments alaires par des traumatismes comme le Whiplash, peuvent générer des syndromes d'hyper mobilité rotatoire au niveau de C1-C2 ou produire une subluxation, voire une luxation articulaire. Certains auteurs ont suggéré qu'une lésion d'un ligament alaire unique pourrait être diagnostiquée à l'aide d'un CT scan fonctionnel. Dans cette hypothèse, on suggère que la rotation axiale entre C0-C1 et C1-C2 augmente vers le côté opposé à la lésion ligamentaire (Dvorak et al., 1987a). D'autres auteurs ne sont pas d'accord avec cette vue et suggèrent qu'une asymétrie en rotation axiale est tout à fait physiologique au niveau du complexe articulaire OAA, chez des sujets asymptomatiques ; cela pourrait être attribué à une simple variation interindividuelle physiologique (Pfirrmann et al., 2000).

Plusieurs modèles dans la littérature ont tenté d'expliquer la fonction des ligaments alaires (Fick, 1929; Werne, 1957; Kapandji, 1985; Dvorak et Panjabi, 1987; Dvorak et al., 1987b; Crisco et al., 1991; Panjabi et al., 1991a; Panjabi et al., 1991b). La majorité des études ont été réalisées *in vitro* et présentent des contradictions. À notre connaissance aucune étude 3D *in vivo* n'a tenu compte de l'orientation de l'axe du mouvement ni de sa localisation en fonction de la cinématique 3D de C0 par rapport C2.

Dans cette étude, nous nous somme tracer deux objectifs:

1. Déterminer la variation de longueur des ligaments alaires entre la position neutre et la rotation axiale maximale de la tête par modélisation 3D du complexe OAA, chez des sujets jeunes asymptomatiques.
2. Calculer la cinématique 3D de la tête dans le repère de C2 en utilisant les paramètres de l'axe hélicoïdal.

En fait, notre modèle tentera d'expliquer la fonction du ligament alaire en fonction de l'orientation (direction) et la localisation (position) de l'axe hélicoïdal du mouvement entre l'os occipital et l'axis. La détermination du point de percée dans un certain plan va nous permettre de localiser l'axe dans l'espace ; les angles d'inclinaison et déclinaison vont nous permettre de connaître l'orientation de cet axe. Cela permet de mieux cerner la fonction du ligament alaire et également son rôle dans le cadre des mouvements couplés de la tête par rapport à l'axis.

Nous insistons sur le fait que notre modèle se focalise seulement sur la cinématique entre C0 et C2 sans s'occuper de l'analyse analytique des niveaux C0-C1 et C1-C2 (déjà décrite dans le chapitre IV). Vu les insertions anatomiques des ligaments alaires, il nous semble justifié de considérer la cinématique de l'os occipital dans un référentiel lié à l'axis sans considérer l'atlas. En plus, Nous mesurons la longueur des ligaments alaires en se basant sur les points d'insertion proximale et distale, qui ne représentent pas la longueur anatomique réelle des ligaments.

Description anatomique du ligament alaire

Les ligaments alaires sont nommés ligaments occipito-odontoïdien latéraux (Rouvière et Delmas, 1991) ou encore anciennement le ligament occipito-odontoïdien d'Arnold (cité par Kamina, 2002). Les ligaments alaires sont principalement composés de deux cordons fibreux dont le diamètre moyen est de 5 mm. Les auteurs s'accordent à dire que ces ligaments ont une forte épaisseur de forme cylindrique (Cattrysse et al., 2007) ou de forme rectangulaire (Dvorak et Panjabi, 1987; Dvorak et al., 1988; Krakenes et al., 2001). Ils sont relativement courts, leur longueur moyenne varie entre 9 et 11 mm (Panjabi et al., 1991a; Moller et al., 1992; Kim et al., 2002; Cattrysse et al., 2007).

Beaucoup d'études décrivent que ces ligaments connectent la partie latérale du processus odontoïde à la partie médiale des condyles occipitaux ou sur les bords latéraux du foramen magnum (Daniels et al., 1983; White et Panjabi, 1990; Moller et al., 1992; Panjabi et al., 1998; Kim et al., 2002). D'autres auteurs ont décrit qu'une partie des fibres ligamentaires se dirigent horizontalement et s'insèrent sur les masses latérales de l'atlas (Dvorak et Panjabi, 1987). Pour ces auteurs ces faisceaux odonto-atloïdiens existent dans 61% des cas. Pour Moller et al. (1992) ces faisceaux n'existent que dans 16% des cas. La figure V-1 reprend une illustration publiée par Panjabi et al. (1998).

Le ligament alaire forme un angle d'environ 70 ° avec le plan sagittal et présente beaucoup de variations dans les plans frontal et transversal (Panjabi et al., 1991b). Lors de la rotation axiale, la tension ligamentaire n'est pas symétrique et présente une variation entre le ligament alaire gauche et droit (Goel et al., 1992).

Les ligaments alaires sont riches en fibre de collagène (Saldinger et al., 1990), ce qui explique leur faible extensibilité lorsqu'ils sont soumis à des déformations de type étirement, comme le montrent les études de Moller et al. (1992) ou encore de Panjabi et al. (1998). Ces auteurs décrivent que leur déformation maximale de rupture est de 2 mm lorsque la vitesse d'étirement est de 0,1 mm/sec, ce qui représente une vitesse de déformation assez lente (fig. IV-2).

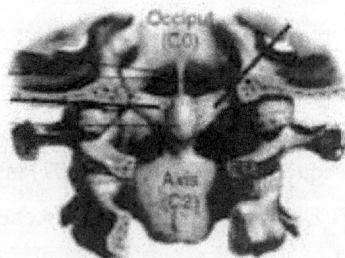

Figure V-1 : Vue postérieure, on distingue le ligament alaire et le ligament apical. (Panjabi et al., 1998).

Fonctions du ligament alaire décrites dans la littérature.

Selon Henke (1858), les ligaments alaires sont tendus en position neutre. Lors de la rotation axiale, l'os occipital et l'atlas descendent et se rapprochent de C2, les ligaments alaires se relâchent graduellement permettant une grande amplitude en rotation axiale jusqu'à ce que l'unité occipito-atloïdienne cesse de descendre.

Fick, en 1929, précise que la rotation axiale maximale de la tête était limitée par le ligament alaire opposé à la rotation.

En 1957, Werne décrit un fonctionnement contraire aux deux précédents. Les ligaments alaires sont relâchés en position neutre. Pendant que la tête tourne dans une direction, le ligament alaire opposé se met progressivement en tension et s'enroule autour du processus odontoïde, ce qui réduit sa longueur. Ce ligament alaire, qui a été mis en tension, exerce une traction sur le condyle occipital en le tirant vers le bas et le dedans ; le ligament fait basculer l'os occipital autour d'un axe antéro-postérieur, ce qui induit un mouvement de latéroflexion de sens opposé à la rotation.

Le modèle d'enroulement du ligament alaire autour du processus odontoïde a été soutenu par l'étude basée sur l'imagerie par résonance magnétique de Kim et al. (2002). Dans cette étude *in vivo* réalisée sur des sujets asymptomatiques, les auteurs montrent le changement de longueur (visible sur les images IRM) des ligaments alaires entre la position neutre et la position de rotation axiale maximale de la tête. Ils concluent, qu'en position de rotation maximale, le ligament alaire controlatéral s'enroule autour du processus odontoïde, ce qui donne un « aspect » de raccourcissement.

L'hypothèse générale la plus retenue dans la littérature est que le ligament alaire limite la rotation axiale hétérolatérale (Werne, 1957; Kapandji, 1985; Dvorak et Panjabi, 1987; White et Panjabi, 1990). Néanmoins, Panjabi et al. (1991a), dans une étude *in vitro*, constatent qu'en cas de repture d'un seul ligament alaire, la rotation axiale est augmentée significativement dans les deux sens, mais un peu plus pour le côté hétérolatéral.

Crisco et al. (1991) expliquent ces résultats en développant un modèle géométrique du ligament alaire. Dans ce modèle, les auteurs réduisent la complexité 3D de cette région à un simple modèle à 2 dimensions de rotation dans le plan transversal. Ils expriment la rotation axiale entre C0 et C2 en considérant que le centre de rotation est situé à mi-distance des origines des ligaments alaires (processus odontoïde). Ils concluent que les deux faisceaux du ligament alaire se mettent en tension lors de la rotation maximale et limitent ainsi le mouvement des deux côtés. Les ligaments seraient relâchés dans la position neutre (Fig. V-2).

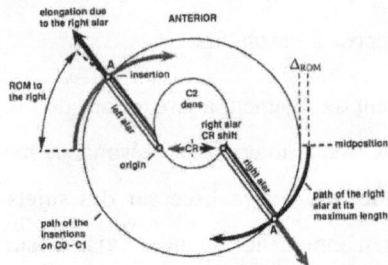

Fig. 2. A simplified caudal view of C0 rotated about the dens of C2. This drawing illustrates the mechanism by which the alar ligaments limit axial rotation. See the text for details.

Figure V-2 : Modèle géométrique des ligaments alaires selon Crisco et al. (1991)

Ces ligaments sont à l'origine des mouvements couplés au niveau du complexe os occipital-atlas-axis, et que leur orientation anatomique, dans l'espace, constitue le facteur déterminant dans la genèse des mouvements couplés. En fait, les études cinématique 3D, lors de la rotation de la tête, ont montré qu'aux niveaux C0-C1 et C1-C2, il existe une latéroflexion hétérolatérale et une extension associées (Panjabi et al., 2001; Ishii et al., 2004; Salem et al., 2013).

La mise en tension des ligaments alaires est loin d'être linéaire lors de la rotation axiale comme le montre la figure V-3. En plus, cette tension dépend fortement de la vitesse d'installation de la charge comme le montre la figure V-4 (Panjabi et al., 1998). Il existe une grande proportion de l'amplitude de rotation dans la zone neutre. Panjabi et al. (2001) ont déterminé les amplitudes maximales pour les étages cervicaux ainsi que celle des zones neutres (Tableau IV-1). La zone neutre représente 25% entre C0-C1, et 70% entre C1-C2 et entre la tête et l'axis elle est de 63%. Crisco et al. (1991) ont déterminé l'extensibilité totale du ligament alaire lors de la rotation axiale maximale : elle est de l'ordre de 3 mm. La zone neutre est située aux alentours de 2/3 de cette extensibilité totale (Fig. V-3). Cette étude montre la souplesse du ligament et son extensibilité.

Globalement, la résistance passive lors de la rotation axiale de la tête n'intervient qu'à partir de 60 à 70% de la rotation maximale au niveau du complexe articulaire OAA (Moller et al., 1992; Panjabi, 1998) .

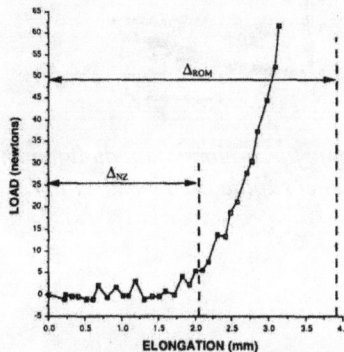

Fig. V-3. La courbe force-élongation du ligament alaire (in situ). La zone neutre s'étend approximativement aux 2/3 de l'élongation maximale du ligament alaire d'après Crisco et al. (1991).

Tableau V-1. (A) Valeurs des amplitudes moyennes de la zone neutre ± déviation standard (°) des étages cervicaux. En B repris les ROM dans les 3 plans anatomiques (°). Les valeurs de la rotation axiale et de la latéroflexion représentent la somme bilatérale entre gauche et droite (Panjabi et al., 2001).

A : Les zones neutres des étages cervicaux (°)

	C0–C1	C1–C2	C2–C3	C3–C4	C4–C5	C5–C6	C6–C7
Flexion	3.3 ± 1.8	4.6 ± 2.4	0.7 ± 0.6	0.9 ± 0.9	1.6 ± 1.3	1.8 ± 1.3	1.0 ± 0.7
Extension	13.9 ± 4.1	8.7 ± 6.7	1.0 ± 0.7	1.7 ± 1.7	1.9 ± 1.8	2.1 ± 2.0	1.3 ± 1.0
Rotation axiale	2.5 ± 1.6	39.6 ± 7.5	1.1 ± 0.5	1.6 ± 0.5	2.4 ± 0.6	1.7 ± 0.5	0.6 ± 0.3
Latéroflexion	3.6 ± 1.5	2.4 ± 1.2	4.1 ± 1.1	4.4 ± 1.2	4.4 ± 1.1	3.0 ± 1.1	2.2 ± 1.0

B : ROM des étages cervicaux (°)

	C0–C1	C1–C2	C2–C3	C3–C4	C4–C5	C5–C6	C6–C7
Flexion	7.2 ± 2.5	12.3 ± 2.0	3.5 ± 1.3	4.3 ± 2.9	5.3 ± 3.0	5.5 ± 2.6	3.7 ± 2.1
Extension	20.2 ± 4.6	12.1 ± 6.5	2.7 ± 1.0	3.4 ± 2.1	4.8 ± 1.9	4.4 ± 2.8	3.4 ± 1.9
Rotation axiale	9.9 ± 3.0	56.7 ± 4.8	3.3 ± 0.8	5.1 ± 1.2	6.8 ± 1.3	5.0 ± 1.0	2.9 ± 0.8
Latéroflexion	9.1 ± 1.5	6.5 ± 2.3	9.6 ± 1.8	9.0 ± 1.9	9.3 ± 1.7	8.5 ± 1.5	5.4 ± 1.5

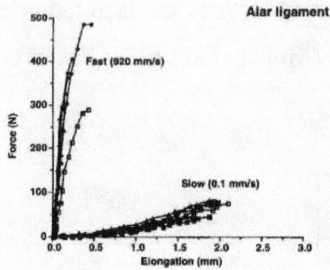

Figure V-4 : Diagramme force-élongation du ligament alaire lors d'une élongation lente (0,1mm/s) et rapide (920 mm/s) d'après Panjabi et al. (1998).

Méthodologie

1. Echantillon

20 volontaires sains avec un âge moyen de 23,6 ±2,1 ans ont participé à cette étude. Aucun de ces bénévoles n'avait des douleurs au cou ou des antécédents de cervicalgie au moment de la réalisation des expérimentations. Tous les volontaires ont bénéficié d'une tomodensitométrie de la colonne cervicale dans deux positions, neutre et en position de rotation maximale de la tête. Un groupe de 10 sujets a réalisé une rotation gauche et le deuxième groupe, également constitué de 10 sujets une rotation axiale droite. Les procédures utilisées étaient conformes aux normes éthiques sur l'expérimentation humaine et ont été

approuvées par le comité éthique institutionnel de l'hôpital de Brugmann-Bruxelles (déjà décrit dans le chapitre IV). Deux sujets ont été exclus en raison de manque de visibilité de l'insertion occipitale du ligament alaire.

2. Collection des données

Après l'acquisition tomodensitométrique, dont les séquences ont été réalisées de l'extrémité des apophyses mastoïdiennes jusqu'au plateau supérieur de la septième vertèbre cervicale, les images collectées ont ensuite été enregistrées sous format DICOM compatible avec le logiciel Amira 3,1 ®, avec lequel la segmentation et la reconstruction tridimensionnelle ont été réalisées.

Cette étude contient deux protocoles : Le premier concerne la détermination de variations de longueur des ligaments alaires entre la position neutre et les rotations gauche et droite dans les deux groupes. Le second protocole concerne le calcul de la cinématique 3D entre l'os occipital (C0) et l'axis (C2).

3. Protocole du calcul de la variation de longueur des ligaments alaires

Positions des marqueurs afin de modéliser les ligaments alaires

La segmentation et la reconstruction tridimensionnelle sous Amira® permettent d'isoler chaque structure anatomique osseuse afin que l'examinateur puisse placer manuellement des points au niveau de repères anatomiques (marqueurs virtuels). Nous avons choisi quatre marqueurs pour le ligament alaire, pour la position neutre et quatre autres marqueurs dans la position de rotation maximale en respectant les mêmes repères anatomiques.

Chaque marqueur possède donc trois coordonnées (X, Y, Z) qui pour l'instant restent dans le référentiel du scanner.

- Pour C0 : P1 a été placé au niveau du condyle gauche, P2 a été placé sur le condyle droit.

- Pour C2 : P3 a été placé au niveau du bord latéral gauche du processus odontoïde, P4 a été placé au niveau du bord latéral droit du processus odontoïde (fig. V-5).

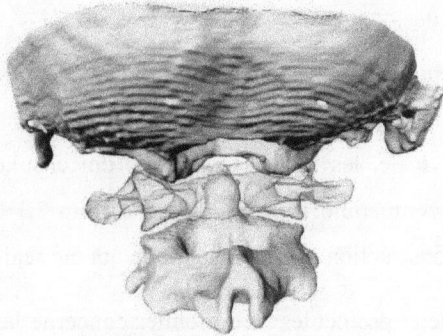

Figure V-5 : Exemple de Positionnement des marqueurs anatomiques au niveau des origines et insertions des ligaments alaires gauche et droit.

Calcul de la longueur des ligaments alaires :

Nous avons, dans un premier temps transféré la base du système de référence du CT-scan sur C2. Cette étape est importante pour la visualisation et la modélisation 3D dans Catia 5,14 (Voir plus loin) Ensuite nous avons calculé la distance séparant le point d'insertion du ligament alaire sur l'odontoïde et l'insertion sur la face médiale du condyle occipital en position neutre et en position de rotation maximale gauche et droite qui sera représentée comme la longueur du ligament alaire en mm (L) (Eq. V-1). Finalement, nous avons calculé la variation de longueur du ligament alaire en mm entre la position neutre et la rotation maximale (Eq V-2)

(Eq V-1) $\quad L = \sqrt{(X2 - X1)^2 + (Y2 - Y1)^2 + (Z2 - Z1)^2}$

(Eq V-2) $\quad \Delta_{\text{lig.alaire}} = L\,\text{rot max} - L\,\text{neutre}$

Calcul d'erreur et reproductibilité de la mesure :

La source principale d'erreur de cette méthode est liée au placement des repères anatomiques virtuels. Afin de quantifier cette erreur, trois observateurs ont pointé, à dix reprises successives, les insertions du ligament alaire à gauche pour un sujet tiré au hasard en position neutre, ensuite nous avons calculé la longueur du ligament en mm pour chaque observateur.

Une analyse de la variance (ANOVA) a été réalisée sur la longueur en mm du ligament alaire afin de décomposer les sources de variation. Nos résultats montrent qu'il n y a pas de différence significative entre les observateurs (P> 0,05). La décomposition de la variance montre qu'au niveau inter-observateur est de 0,2 mm et au niveau intra-observateur = 0,4 mm. Le RMS total de la mesure est de 1,1 mm.

La reproductibilité sur les paramètres de l'axe hélicoïdal est déjà décrite dans le chapitre III.

4. Protocole du calcul de la cinématique de C0 dans le repère de C2

Nous avons placé 3 marqueurs non colinéaires au niveau du foramen magnum, et 3 marqueurs au niveau de l'axis (fig IV-6) :

P1C0 : bord gauche du diamètre transversal du foramen magnum.

P2C0 : bord droit du plus grand diamètre transversal du foramen magnum.

P3C0 : bord postérieur du du plus grand diamètre antéro-postérieur du foramen magnum.

P1C2 : Processus transverse gauche.

P2C2 : Processus transverse droit.

P3C2 : Processus épineux entre les deux tubercules.

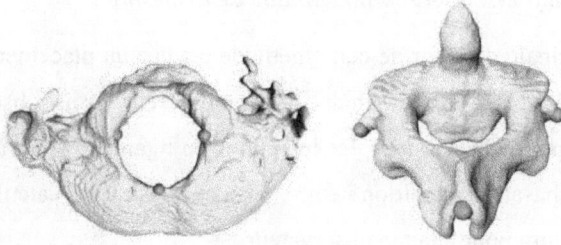

Figure V-6 : Positions des marqueurs afin de calculer la cinématique de C0 dans le repère de C2

Calculs de la cinématique 3D

Le but de cette étude est d'analyser le mouvement 3D de la tête dans le repère de C2 et ensuite de mette le résultat en relation avec le changement de longueur des ligaments alaires, lors de la rotation maximale de la tête vers la gauche et la droite. La description détaillée du calcul cinématique 3D a été expliquée dans le chapitre II.

Les paramètres de sortie, à partir de l'algorithme spécialement développé, sont les 3 rotations autour des axes anatomiques définis au préalable et les 3 translations le long des axes, Phi = la rotation hélicoïdale; Tsl = translation le long de l'axe hélicoïdal ; deux point de percée P1 et P2 dans les plans transversal et frontal, calculés dans le repère de C2, nous permettent de localiser l'axe par un point de percée dans le plan transversal et d'orienter cet axe dans l'espace entre C0 et C2 dans le repère de C2.

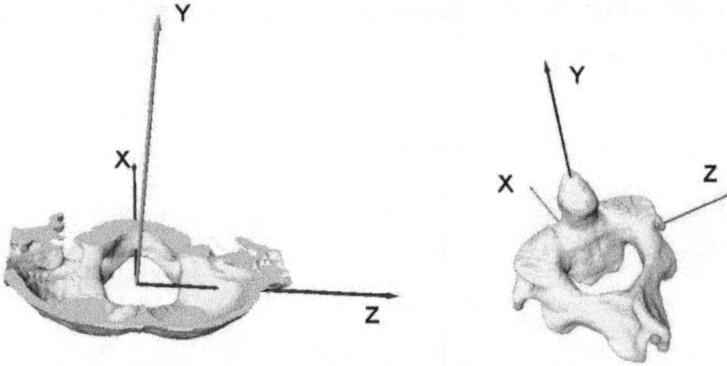

Figure V-7 Système de coordonnées locales entre C0 et C2

5. Modélisation dans logitiel Catia (V5R16)

Catia V5R16® est un logiciel de « Conception Assistée Tridimensionnelle Interactive Appliquée » conçu par la firme Dassault Systèmes qui est principalement utilisé pour la modélisation 3D et l'assemblage dans le domaine de l'ingénierie électromécanique.

Après avoir calculé les valeurs des positions relatives des différents éléments anatomiques ainsi que les mouvements relatifs de C0 dans le repère de C2, nous avons modélisé, dans l'espace, l'ensemble des coordonnées des positions relatives des marqueurs (Fig. V-9).

Les plans de références sont déterminés dans CATIA à partir du système de référence local attaché à C2.

Le plan sagittal sera formé par les axes X et Y, pour calculer l'angle de déclinaison de l'axe hélicoïdal (β). L'axe sera décliné à droite quand l'angle est (+), et à gauche quand ce dernier est (-). Le plan frontal sera formé par les axes Y et Z, pour calculer l'angle entre l'axe et ce plan. L'axe sera orienté vers l'avant quand l'angle est (+) et vers l'arrière quand ce dernier est (-). Ensuite l'angle d'inclinaison de l'axe hélicoïdal α sera calculé par rapport au plan transversal (90° - α) (fig. V-8).

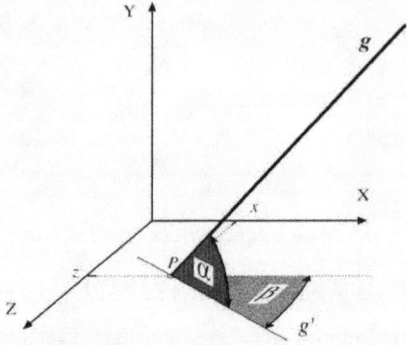

Figure V-8 : Orientation de l'axe hélicoïdal dans un système de référence où l'angle α represente l'angle d'inclinaison et l'angle β est la déclinaison de l'axe (Klein et Sommerfeld, 2008)

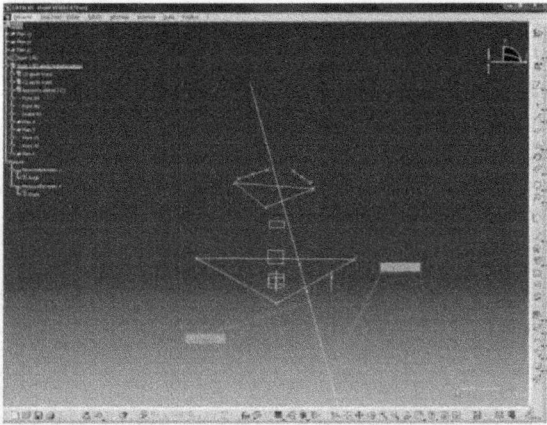

Figure V-9 : Un exemple d'illustration de la modélisation des marqueurs de C0, C2, du ligament alaire en position neutre et visualisation de l'axe hélicoïdal du mouvement C0/C2 pour un sujet.

Résultats

1. Variation de longueur des ligaments alaires

La longueur des ligaments alaires droit et gauche en position neutre de la tête, des sujets qui ont effectué la rotation droite, apparait comme étant homogène avec une longueur moyenne du ligament alaire gauche de 12,7 ± 1,5 mm, et une longueur moyenne du ligament alaire droit de 13,0 ± 1,70 mm. En ce qui concerne les dix sujets, choisis pour effectuer la rotation gauche, nous décrivons une longueur moyenne du ligament alaire gauche de 9,3 ± 1,9 mm, et une longueur du ligament alaire droit de 10,1 ± 2,1 mm. Il n'existe pas de différence significative entre la longueur du ligament alaire gauche et celle du droit. La longueur moyenne de deux ligaments est de 11,2 mm ± 1,8 (P>0,05).

Tableau V-2 : les valeurs moyennes (± ET) de longueur des ligaments alaires gauche et droite (mm) lors de la rotation maximal gauche et droite. (+) allongement, (-) raccourcissement.

	Ligament alaire gauche	Ligament alaire droit	P
Neutre (n=10)	9,3 ± 1,9	10,1 ± 2,1	P> 0,05
Rotation gauche (n=9)	12,7 ± 2,4	8,7 ± 2,6	P> 0,05
Moyenne de différence	3,1 ± 1,8	-1,1 ± 2,7	P> 0,05
Neutre (n=10)	12,7 ± 1,5	13,0 ± 1,7	P> 0,05
Rotation droite (n=9)	10,4 ± 2,7	17,0 ± 1,4	P< 0,001
Moyenne de différence	-2,3 ± 2,3	4,0 ± 1,2	P> 0,05

Lors de la rotation maximale de la tête du côté gauche, le ligament alaire droit semble se raccourcir dans la majorité des cas (-1,4 ± 7,4 mm), contrairement au ligament alaire gauche, qui semble se tendre (3,1 ± 1,8 mm) ; nous ne trouvons pas de différence significative entre les deux valeurs d'allongement et de raccourcissement (P> 0,05). (Tableau V-4).

Les deux tableaux suivants reprennent les mesures de la variation de longueur des différents faisceaux du ligament alaire entre les deux positions. Entre la position neutre et la position maximale de rotation gauche de la tête, l'étude relève, pour tous les sujets une élongation, une mise en tension du ligament alaire homolatéral et un raccourcissement, donc un relâchement global du ligament hétérolatéral, lors de la rotation axiale de la tête, sauf pour les sujets 1 et 3. Les cases où ne figurent pas de données, correspondent à des cas où le scanner ne permettait pas d'apprécier précisément la localisation des condyles occipitaux, qui sont les structures absolument nécessaires afin de localiser les marqueurs au niveau des insertions du ligament.

Tableau V-3 : Variation de longueur (mm) des ligaments alaires droit et gauche lors de la rotation maximale à gauche de la tête.

Sujet	Neutre		Rotation gauche		Différence rot-neutre	
	Gauche	Droite	Gauche	Droite	Gauche	Droite
Sujet 1	7,3	7,5	10,3	8,2	3,0	0,7
Sujet 2	7,3	7,9	-	-	-	-
Sujet 3	9,0	9,1	14,9	12,9	5,9	3,8
Sujet 4	9,7	10,5	11,3	6,1	1,6	-4,4
Sujet 5	11,3	12,3	12,3	10,6	1,0	-1,7
Sujet 6	11,8	13,7	16,7	-	4,9	-
Sujet 7	12,2	11,6	13,9	9,8	1,7	-1,9
Sujet 8	7,9	7,5	9,5	6,6	1,5	-1,0
Sujet 9	7,3	9,8	10,9	6,5	3,6	-3,3
Sujet 10	9,4	10,6	14,5	-	5,1	-
Moyenne	**9,3**	**10,1**	**12,7**	**8,7**	**3,1**	**-1,1**
Ecart-type	1,9	2,1	2,4	2,6	1,8	2,7
Min	7,3	7,5	9,5	6,1	1,0	-4,4
Max	12,2	13,7	16,7	12,9	5,9	3,8

Lors de la rotation maximale de la tête à droite, le ligament alaire droit (homolatéral) semble s'allonger chez tous les sujets, alors que le ligament alaire gauche (hétérolatéral) se raccourcit. Il n'y a que le sujet n° 3 qui fait exception, puisque chez lui, les deux ligaments gauche et droit semblent s'allonger (Tableau V-4).

Ce qui est à mettre en exergue est que cette variation de longueur n'est pas identique à droite et à gauche: l'allongement d'un côté n'est pas égal au raccourcissement du côté opposé. Il apparait également, que d'un sujet à l'autre, la longueur des ligaments alaires ne varie pas de la même façon. Cela peut s'expliquer par la cinématique 3D propre à chaque individu, étant donné que nous n'avons mesuré que la distance entre les points d'insertions distale et proximale du ligament.

Tableau V-4 : *Variation de longueur (mm) des ligaments alaires gauche et droit après rotation maximale de la tête à droite.*

Sujet	Neutre		Rotation droite		Différence rot-neutre	
	Gauche	Droite	Gauche	Droite	Gauche	Droite
Sujet 1	13,1	12,9	8,9	16,8	-4,2	3,9
Sujet 2	12,4	12,8	6,9	16,6	-5,6	3,8
Sujet 3	11,5	10,7	12,7	14,6	1,2	3,9
Sujet 4	15,2	15,5	14,0	19,9	-1,2	4,4
Sujet 5	11,7	12,0	9,8	17,8	-1,9	5,8
Sujet 6	11,8	11,5	6,4	16,5	-5,4	5,0
Sujet 7	15,0	15,8	13,5	17,4	-1,5	1,6
Sujet 8	11,9	13,3	10,3	16,3	-1,6	2,9
Sujet 10	11,2	12,6	10,8	17,0	-0,4	4,3
Moyenne	**12,7**	**13,0**	**10,4**	**17,0**	**-2,3**	**4,0**
Ecart-type	1,5	1,7	2,7	1,4	2,3	1,2
Min	11,2	10,7	6,4	14,6	-5,6	1,6
Max	15,2	15,8	14,0	19,9	1,2	5,8

2. Cinématique 3D de C0 par rapport C2

Résultats en rotation et translation, de C0/C2

Le tableau V-5 montre qu'en position finale du mouvement de rotation à gauche, on remarque une inclinaison hétérolatérale (à droite) de l'os occipital pour tous les sujets sauf pour le sujet 9 où une légère inclinaison homolatérale (gauche) est observée. Nous retrouvons une composante d'extension chez tous les sujets. Concernant les translations de C0/C2 en fin de position de rotation gauche, les valeurs sont très faibles, voire négligeables car celles-ci n'excédent généralement pas 0,5 mm de translation relative pour les axes X et Z. Par contre nous trouvons, le long de l'axe céphalo-caudal Y, des valeurs moyennes -0,7 ± 1,1 mm pour la rotation gauche.

Le tableau V-6 montre qu'en position finale du mouvement de rotation à droite, on remarque une inclinaison hétérolatérale (à gauche) de l'os occipital pour tous les sujets. Nous retrouvons une composante d'extension chez tous les sujets. Les translations n'excèdent généralement pas 0,5 mm.

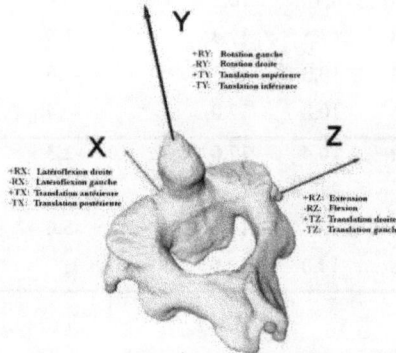

Figure V-9 : Le système de référence utilisé : Rotation X positive = latéroflexion droite, translation X positive = translation antérieure. Rotation Y positive = rotation gauche, translation Y positive = translation vers le haut. Rotation Z positive = extension, translation Z positive = translation vers la droite.

Tableau V-5 : *Mouvement relatif en rotation en (°) et translation en (mm) de C0 par rapport à C2 lors de la rotation maximale de la tête à gauche dans le repère de C2.*

	Rx	Ry	Rz	Tx	Ty	Tz	φ	Tsl
sujet 1	0,7	38,9	11,5	-0,03	-1,94	-0,58	40,6	2,0
sujet 2	22,2	44,9	19,8	-0,36	-0,73	-0,32	53,9	0,9
sujet 3	8,9	48,7	14,0	-0,14	-0,74	-0,21	51,4	0,8
sujet 4	0,5	41,4	7,2	-0,02	-2,08	-0,36	42,0	2,1
sujet 5	0,1	37,1	16,3	0,01	0,53	0,23	40,6	0,6
sujet 7	4,7	34,4	11,7	-0,16	-1,19	-0,40	36,7	1,3
sujet 8	7,4	47,2	27,4	-0,06	-0,39	-0,23	55,1	0,5
sujet 9	-1,9	47,4	8,2	-0,04	1,04	0,18	48,1	1,1
Moyenne	5,3	42,5	14,5	-0,1	-0,7	-0,2	46,0	1,1
Ecart-type	7,8	5,3	6,6	0,1	1,1	0,3	7,0	0,6
Min	-1,9	34,4	7,2	-0,4	-2,1	-0,6	36,7	0,5
Max	22,2	48,7	27,4	0,0	1,0	0,2	55,1	2,1

Tableau V-6 : *Mouvement relatif en rotation et translation de C0 par rapport à C2 pour une rotation maximale de la tête à droite dans le repère anatomique fixé sur C2.*

	Rx	Ry	Rz	Tx	Ty	Tz	φ	Tsl
sujet 1	-10,6	-33,5	9,8	-0,09	-0,28	0,08	-36,5	0,3
sujet 2	-11,0	-42,8	16,8	0,53	2,08	-0,82	-47,3	2,3
sujet 3	-22,3	-36,9	5,6	0,21	0,34	-0,05	-43,5	0,4
sujet 4	-13,7	-53,2	11,8	-0,61	-2,37	0,53	-56,2	2,5
sujet 5	-21,6	-45,4	24,5	-3,76	-7,92	4,27	-55,9	9,7
sujet 6	-8,0	-46,2	17,7	0,25	1,47	-0,56	-50,1	1,6
sujet 7	-7,9	-38,4	8,6	0,02	0,11	-0,02	-40,1	0,1
sujet 8	-18,7	-40,9	22,2	2,06	4,52	-2,45	-50,2	5,5
Sujet 10	-6,5	-28,1	5,8	-0,26	-1,10	0,23	-29,4	1,1
Moyenne	-13,4	-40,6	13,6	-0,2	-0,4	0,1	-45,5	2,6
Ecart-type	6,1	7,5	7,0	1,5	3,5	1,8	9,0	3,1
Min	-22,3	-53,2	5,6	-3,8	-7,9	-2,4	-56,2	0,1
Max	-6,5	-28,1	24,5	2,1	4,5	4,3	-29,4	9,7

3. Résultats des paramètres d'orientation et de localisation de l'axe hélicoïdal.

Il n'est pas aisé de représenter l'orientation d'un axe dans l'espace. Afin de faciliter la représentation, nous avons choisi les angles d'inclinaison et de déclinaison de l'axe hélicoïdal (White et Panjabi, 1990; Klein et Sommerfeld, 2008).

Pour rappel, dans notre repère anatomique [X, Y, Z], l'angle d'inclinaison est l'angle formé avec le plan transversal [Z, X] ; il représente l'inclinaison vers l'avant quand l'angle est < 90° ou vers l'arrière quand il est >90°. L'angle de déclinaison est l'angle formé avec le plan sagittal [Y, X]; et projeté sur le plan transversal [X, Z] il représente la déclinaison de l'axe hélicoïdal à droite quand l'angle est positif ou à gauche il est négatif.

Nous pouvons constater que l'inclinaison des axes hélicoïdaux est toujours orientée vers l'avant par rapport au plan frontal, sauf pour le sujet 9 où l'on retrouve un axe incliné de -2,2° vers l'arrière. En fin de rotation maximale de la tête à gauche, chez tous les sujets, nous retrouvons un axe hélicoïdal décliné vers la droite (+) par rapport au plan sagittal (tableau V-7).

Tableau V-7: *Paramètres d'orientation de l'axe hélicoïdal, angle d'inclinaison et de déclinaison du mouvement de rotation axiale relatif à gauche de CO/C2.*

	Inclinaison ($\alpha°$)	Déclinaison ($\beta°$)
sujet 1	89,0	16,5
sujet 2	65,7	21,5
sujet 3	80,0	15,8
sujet 4	89,4	9,8
sujet 5	89,8	23,7
sujet 7	82,7	18,5
sujet 8	82,3	29,8
sujet 9	92,2	9,8
Moyenne	83,9	18,2
Ecart-type	8,6	6,8
Min	65,7	9,8
Max	92,2	29,8

Pour La rotation droite, l'axe est incliné vers l'avant pour tous les sujets (84,8° ± 9,2) par rapport au repère anatomique dans le plan sagittal, nous retrouvons un angle de déclinaison toujours négatif, donc orienté vers la gauche, dans le plan frontal (tableau V-8).

Tableau V-8: Paramètres d'orientation de l'axe hélicoïdal, angle d'inclinaison et de déclinaison du mouvement de rotation axiale relatif à <u>droite</u> de CO/C2.

	Inclinaison ($\alpha°$)	Déclinaison ($\beta°$)
sujet 1	73,0	-15,6
sujet 2	76,5	-20,8
sujet 3	59,1	-7,4
sujet 4	75,9	-12,1
sujet 5	67,3	-26,0
Sujet 6	80,8	-20,7
sujet 7	78,6	-12,3
sujet 8	68,1	-26,2
sujet 10	77,2	-11,4
Moyenne	72,4	-16,9
Ecart-type	7,2	6,8
Min	59,1	-26,2
Max	80,8	-7,4

Quant aux points de percée des axes dans le plan transversal, ils se localisent du même côté de la rotation axiale. Lors de la rotation gauche, ils se situent à gauche du processus odontoïde et à droite pour la rotation droite de la tête (Fig V-9 et V-10).

Les figures V-9 et V-10 montrent les localisations des points de percée de l'axe dans le plan transversal et frontal pour les sujets qui ont tourné la tête à gauche et à droite. Nous constatons que dans la plupart des cas, les points de percée des axes, dans le plan transversal se situent proche des insertions distales (origine) du ligament alaire homolatéral à la rotation. Une exception, sauf pour deux sujets, où nous trouvons les points de percée des axes se qui situent à 4-5 cm à droite du processus odontoïde, lors de la rotation droite.

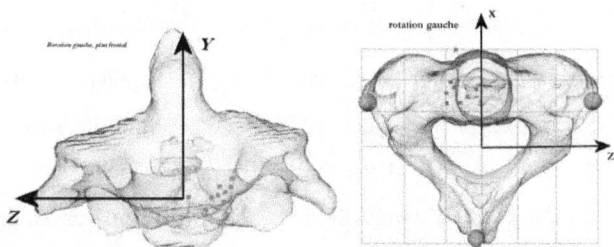

Figure V-9 : Localisation du point de percée de l'axe de C0 par rapport à C2 dans le plan transversal et frontal entre la position neutre et la rotation maximale gauche de la tête.

Les points de percée des axes, dans le plan frontal, se situent dans le corps vertébral de l'axis, toujours décalés vers le côté homolatéral à la rotation (fig. V-9 et V-10).

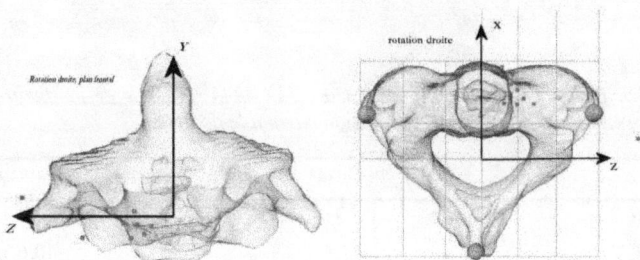

Figure V-10 : Localisation du point de percée de l'axe de C0 par rapport à C2 dans le plan transversal et frontal entre la position neutre et la rotation maximale droite de la tête.

En Résumé :

Lors de la position en rotation maximale de la tête à gauche, nous observons :
Entre C0 et C2, une rotation à gauche (42,5 ± 5,3°), une latéroflexion à droite
(5,3 ± 7,8°) et une extension (14,5 ± 6,6°). Les translations sont très faibles. Un
axe hélicoïdal, incliné vers l'avant (84,8 ± 9,2°) et décliné vers la droite (18,2 ±
6,8°). Pour le ligament alaire, une mise en tension du ligament homolatéral (+3,1
± 1,8 mm), alors que celui hétérolatéral se détend (-1,1 ± 2,7 mm).

Lors de la position en rotation maximale de la tête à droite, nous observons : une
rotation à droite (-40,6 ± 7,4°), une latéroflexion à gauche (-13,4 ± 6,1°), et une
extension (13,6 ± 7,0°). Un axe hélicoïdal incliné vers l'avant (72,9 ± 6,9°) et
décliné vers la gauche (-16,9 ± 6,8°).Pour le ligament alaire, la position de
rotation maximale à droite, engendre une mise en tension du faisceau
homolatéral (+3,9 ± 1,2 mm), alors que le faisceau hétérolatéral se détend (-2,3
± 2,3 mm).

Tableau V-9: *Bilan de la cinématique de C0-C2 et de la variation de longueur des ligaments alaires entre les positions neutre et la rotation maximale de la tête.*

	Rotation gauche	Rotation droite
Rx (°) C0 /C2	5,3 ± 7,8	-13,4 ± 6,1
Ry (°) C0/C2	42,5 ± 5,3	-40,6 ± 7,4
Rz (°) C0/C2	14,5 ± 6,6	13,6 ± 7,0
Tx (mm) C0/C2	-0,10 ± 0,1	-0,18 ± 1,5
Ty (mm) C0/C2	-0,69 ± 0,9	-0,35 ± 3,4
Tz (mm) C0/C2	-0,21 ± 0,3	0,13 ± 1,8
Phi (°) C0/C2	46,0 ± 7,0	45,5 ± 9,0
Tsl (mm) C0/C2	1,1 ± 0,1	2,6 ± 3,1
Angle inclinaison° [Y, X] C0-C2	84,8 ± 9,2	72,9 ± 6,9
Angle déclinaison° [Y, Z] C0-C2	18,2 ± 6,8	-16,9 ± 6,8
Variation longueur alaire gauche (mm)	3,1 ± 1,8	-2,3 ± 2,3
Variation longueur alaire droit (mm)	-1,1 ± 2,7	3,9 ± 1,2

Discussion

Notre objectif était de déterminer les paramètres de localisation et d'orientation de l'axe hélicoïdal du mouvement entre C0 et C2, lors de la rotation axiale maximale de la têteà gauche et à droite. En plus, nous voulions mettre en relation le mouvement relatif de l'os occipital, dans le repère de l'axis et la variation de longueur des ligaments alaires.

Nos mesures de longueur moyenne du ligament alaire est de 11,2 ±2,4 mm ce qui est proche de Cattrysse et al., (2007) qui donnent une mesure moyenne du ligament alaire de 9 ± 2,5 mm, et 10 ± 2 mm pour Panjabi et al 1991. Nous avons constaté qu'il n'existe pas une différence significative (P>0,05) de longueur entre le ligament gauche et le droit.

L'analyse des résultats de la cinématique lors de rotation axiale et de ses mouvements couplés de l'os occipital dans le repère de l'axis, semble donc montrer un intérêt biomécanique en accord avec les études antérieures portant sur la cinématique du rachis cervical supérieur ((Dugailly et al., 2010; Iai et al., 1993; Mimura et al., 1989; Panjabi et al., 2001), en effet, nous avons pu observer que, lorsque la tête était en position de rotation maximale (42,5 ± 5,3° à gauche et -40,6 ± 7,4°à droite), un mouvement occipital couplé d'inclinaison hétérolatérale (de 5,3° ± 7,8 pour la rotation à gauche ; de 13,4° ± 6,1 pour la rotation à droite) et d'extension était présent (de 14,5° ± 6,6 en rotation gauche ; 13,6° ± 6,9 pour la rotation à droite).

Nos résultats montrent des amplitudes de mouvement couplé d'inclinaison hétérolatérale et d'extension clairement supérieures aux valeurs proposées par Dugailly et al. (2010). Dans le plan sagittal les 3 auteurs (Tableau V-11) s'accordent dans leur observation que l'extension est le mouvement couplé le plus présent. Ces mouvements couplés présentent une variabilité interindividuelle élevée.

Tableau V-11 : Comparaison des amplitudes du mouvement de rotation axiale et les mouvements associés de C0 par rapport C2.

	Rotation axiale	Latéroflexion associée	Flex-extension associée
Mimura et al 1989 (in-vivo)	37,5	14,0 ±6,0	2,0 ± 6,0
Dugailly et al 2010 in-vitro)	51,1 ± 13,5	2,6 ± 4,4	0,4 ± 2,7
Notre étude rot gauche (in-vivo)	42,5 ± 5,3	5,3 ± 7,8	14,5 ± 6,6
Notre étude rot droite (in-vivo)	40,6 ± 7,4	13,4 ± 6,1	13,6 ± 7,0

A l'aide de l'axe passant par les points de percée du mouvement de rotation gauche et droite de la tête, nous avons pu localiser l'axe hélicoïdal. Nous avons constaté, pour tous les sujets, que le point de percée de l'axe, dans le plan transversal, se situe du même côté de la rotation et proche du bord latéral du processus odontoïde de l'axis, à proximité des insertions distales des ligaments alaires (Figure V-11 te V-12). Sauf pour deux sujets, lors de la rotation axiale droite de la tête, où leurs points de percée se situent de 4 à 5 cm à droite du processus odontoïde.

En aucun cas le centre de rotation n'a été localisé au niveau du canal médullaire, ce qui réfute le modèle théorique proposée par White et Panjabi, (1990) et repris par Kapandji (1986). Ce modèle qui inclut implicitement l'os occipital lors de rotation atlanto-axoïdienne est basé de fait sur le modèle décrit par Werne en 1957; lorsque la tête tourne dans une direction, le ligament alaire opposé se met progressivement en tension et s'enroule autour du processus odontoïde, ce qui réduit sa longueur. Ce ligament alaire qui a été mis en tension, exerce une traction sur le condyle occipital en le tirant vers le bas et le dedans ; le ligament fait basculer l'os occipital autour d'un axe antéro-postérieur ce qui induit un mouvement de latéroflexion de sens opposé à la rotation. Kapandji (1986) ajoute le déplacement du point de percée de l'axe du processus odontoïde vers le canal médullaire.

La littérature est relativement limitée à ce sujet. Aucune étude, à notre connaissance, n'a localisé le centre de rotation de C0-C2 lors du mouvement de rotation de la tête. Les valeurs observées pour les angles d'inclinaison, de déclinaison, ne peuvent être comparées avec celles de la littérature car aucune étude n'a, à ce jour, déterminé ces angles lors de la rotation de la tête dans le repère de l'axis.

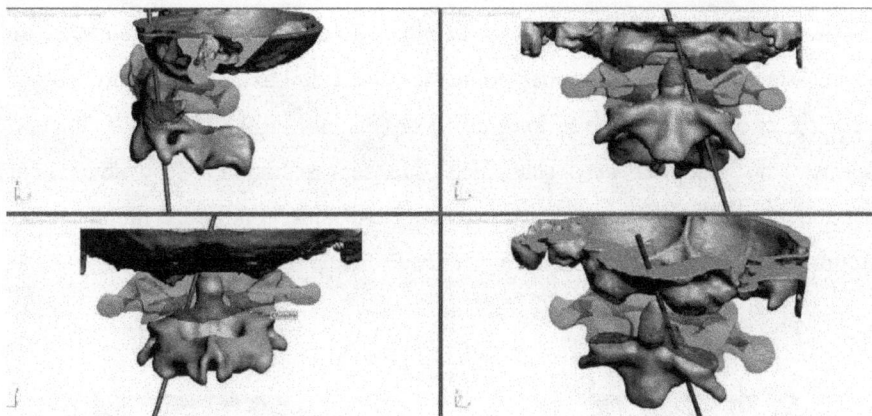

Figure V-11 : Représentation schématique de la localisation et l'orientation de l'axe hélicoïdal moyenne de C0 dans le repère de C2 lors de la rotation gauche.

Nous avons défini puis calculé les angles d'inclinaison et de déclinaison de l'axe hélicoïdal, car en fin de rotation à droite comme à gauche, il y a une extension et latéroflexion hétérolatérale et nous observons que l'axe hélicoïdal s'est incliné vers le côté hétérolatéral, à la rotation et antérieurement. Ce phénomène peut être mis en relation au travers de nos résultats avec les différentes angulations de l'axe passant par les points de percée.

En fait, la déclinaison définit la composante transversale de l'axe qui correspond aux mouvements de flexion-extension selon le système de référence choisi. Exemple, si l'angle de déclinaison est de 90° on aurait une pure extension et la latéroflexion sera nulle, donc cet angle joue aussi sur la latéroflexion. Tandis que l'angle d'inclinaison de l'axe définit la composante verticale et antéro-postérieure qui correspond à la rotation axiale et la latéroflexion respectivement. Si cet angle est de 90°, on aurait une rotation axiale pure et une latéroflexion nulle.

Afine de décrire complètement un mouvement 3D en utilisant le concept de l'axe hélicoïdal, il faut définir différents paramètres : Les paramètres d'orientation (angles inclinaison et déclinaison de l'axe), les paramètres de localisation (les coordonnées des points de percée de l'axe), une rotation autour de l'axe et une translation le long de l'axe (Panjabi et al., 1981). Ce concept, permet de faciliter et simplifier la réprésentation du mouvement tridimensionnelle, surtout les mouvements associés comme le montrent les figures V-11 et V-12.

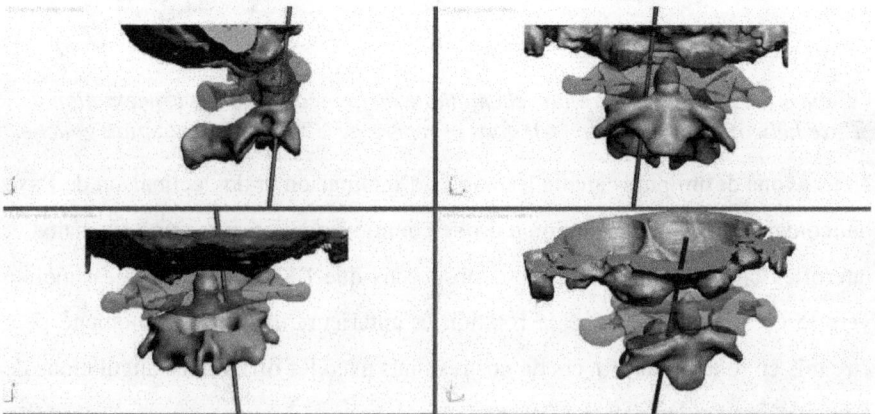

Figure V-12 : Représentation schématique de la localisation et l'orientation de l'axe hélicoïdal moyenne de C0 dans le repère de C2 lors de la rotation droite.

Concernant le mouvement de rotation axiale de C0-C2 (Ry), les valeurs moyennes retrouvées de 42,5° pour la rotation à gauche et de 40,5° pour la rotation à droite, sont en accord avec celles de la littérature comme le résume le tableau V-12.

Tableau V-12 : comparaison des amplitudes de rotation axiale(°) de C0-C2

Auteur	Année	Type	C0-C2
Penning et Wilminck	1987	In-vivo	41,5
Dvorak et al	1988	In-vivo	44,3
Mimura et al	1989	In-vivo	37,5
Iai et al	1993	In-vivo	34,0
Dumas et al	1993	In-vivo	38,4
Panjabi et al	2001	In-vitro	33,3
Ishii et al	2004	In-vivo	38,0
Dugailly et al	2010	In-vitro	51,1
Salem et al	2013	In-vivo	38,0

Dans le modèle de Werne, (1957) les ligaments alaires sont relâchés en position neutre. Pendant que la tête tourne dans une direction (par exemple à gauche), le ligament alaire opposé (du côté droit) se met progressivement en tension et s'enroule autour du processus odontoïde, ce qui réduit sa longueur. Ce ligament alaire (droit) qui est devenu plus court, exerce une traction sur le condyle occipital vers le bas et le dedans et fait basculer l'os occipital autour d'un axe antéro-postérieur ce qui induit un mouvement de latéroflexion. Ce modèle est surtout bien connu aussi sous le nom du modèle de Kapandji (1985).

Ce modèle d'enroulement du ligament alaire autour du processus odontoïde a été soutenu par l'étude de l'imagerie par résonance magnétique de Kim et al., (2002). Dans cette étude *in vivo* sur des sujets asymptomatiques, ils déterminent le changement morphologique des ligaments alaires en position de rotation axiale maximale de la tête. Ils concluent qu'en position de rotation maximale le ligament alaire controlatéral s'enroule autours du processus odontoïde et donne en apparence un aspect de raccourcissement.

D'un point de vue biomécanique, lors de la rotation axiale, la zone neutre du ligament alaire avoisine les 30° pour une amplitude totale de 40° entre C0-C2. Donc, les deux ligaments alaires participent à la limitation de la rotation maximale (Panjabi et al., 1991a; Moller et al., 1992). Ce phénomène apparaît dans les 10 derniers degrés de la rotation axiale de la tête. Nos données cinématiques calculées entre C0-C2 montrent, qu'en position finale de la rotation axiale, il apparait une latéroflexion hétérolatérale. Cela induit un raccourcissement hétérolatéral et un allongement homolatéral des ligaments alaires. Panjabi et al. (1991a) ont constaté que lors de la section unilatérale du ligament alaire, les amplitudes de la rotation axiale et la zone neutre augmentent des deux côtés. Dans une deuxième étude, ils ont constaté que la zone neutre a augmenté de 25,6% du côté opposé et de 11,2 % du même côté (Panjabi et al., 1991b).

Crisco et Panjabi, (1991) développent un modèle 2D pour expliquer les résultats de Panjabi et al. (1991a) où les deux ligaments alaires doivent être intacts, pour limiter la rotation axiale de la tête. Ces auteurs déclarent que si un seul des deux ligaments est lésé, le mécanisme de frein devient non fonctionnel et la rotation axiale va être augmentée des deux côtés.

Proposition d'un nouveau modèle expérimental du rôle des ligaments alaires lors de la rotation axiale de la tête :

Dans notre étude, nous avons localisé le centre de rotation entre C0 et C2 en position maximale de la rotation de la tête. Dans le plan transversal, il se situe proche du bord latéral du processus odontoïde du même côté de la rotation et proche des insertions du ligament alaire homolatéral. Lors de la rotation axiale de la tête, on peut supposer que l'axe du mouvement est vertical (Fig. V-15a). Progressivement, pendant la rotation de la tête, le ligament hétérolatéral s'enroule autour du processus odontoïde, sa tension augmente progressivement, attire le condyle hétérolatéral vers le bas et le dedans. Le condyle occipital se rapproche de la dent et les points d'insertion du ligament alaire hétérolatéral se rapprochent aussi. Ce glissement du condyle se traduit en mouvement couplé de latéroflexion opposé à la rotation de la tête (Fig. V-15b). Cela se confirme par l'apparition d'une composante antéro-postérieure de l'axe, qui est incliné vers l'avant. À la fin de la rotation, le ligament hétérolatéral se retrouve en position de raccourcissement à cause du mouvement couplé, la latéroflexion hétérolatérale (Fig V-13 c). Ce rôle 3D d'un ligament est décrit dans la littérature, il est à l'origine des mouvements couplés dans d'autres articulations (Feipel et Rooze, 1999; Feipel et al., 1998; Klein et Sommerfeld, 2008).

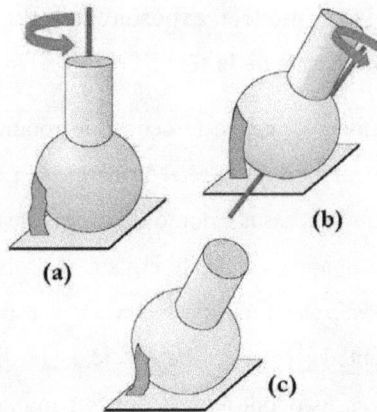

Figure V-13 : schéma illustrant le rôle du ligament alaire lors d'une rotation axiale dans l'espace 3D. (a) la rotation axiale, (b) la mise en tension du faisceau ligamentaire et l'apparition d'une rotation supplémentaire dans un autre plan de l'espace qui permet de détendre le ligament (c) (modifié à partir de Klein et Sommerfeld 2008)

Notons en plus, que la translation caudale retrouvée entre C0 et C2 est relativement faible et présente une grande variabilité (voir tableaux V-5 et V-6). Cette translation caudale est mise en évidence, par des études cinématiques 3D expérimentales *in vivo* au niveau C1-C2, pendant la rotation axiale (Salem et al., 2013 ; Ishii et al., 2004) qu'on peut qualifier d'un véritable mouvement de « danse hélicoïdale» de l'atlas par rapport à l'axis. L'origine de cette translation caudale serait la forme biconvexe des surfaces articulaires entre l'atlas et l'axis. Ce phénomène pourrait être utile pour les ligaments alaires. C'est un mécanisme de protection des ligaments alaires qui permet de rapprocher leurs insertions et ainsi diminuer la tension (Boszczyk et al., 2012).

Limitation

L'étude de la rotation axiale du complexe OAA s'avère assez complexe et soulève encore de nombreuses questions qui devraient pouvoir un jour être élucidées par une instrumentation technologique qui permettrait une véritable analyse tridimensionnelle in-vivo du mouvement des structures anatomiques, en continu.

L'étude porte sur l'analyse entre deux positions, neutre et rotation maximale. Il en découle que le comportement du ligament alaire entre ces deux positions n'est pas connu. Notre méthodologie ne permet pas d'obtenir plus de positions intermédiaires.

Les résultats de la variation de la longueur observée des ligaments alaires lors de la rotation axiale ne tiennent pas compte du mécanisme d'enroulement du ligament hétérolatéral autour du processus odontoïde de l'axis.

En plus, notre méthodologie de détérmination de la longueur suposée des ligaments alaires ne tient pas compte de la variation anatomique interindivisuelle des ligaments alaires.

Le choix d'un échantillon plus grand aurait été envisageable car pour la mesure du ligament alaire, un petit nombre de personnes fait varier les résultats. Pour des raisons de coût, il était difficile d'augmenter le nombre de participants.

Conclusion

Les résultats de cette étude suggèrent qu'en position de rotation axiale maximale de la tête, le ligament alaire homolatéral à la rotation s'allonge, et celui hétérolatéral, se raccourcit. Le point de percée de l'axe hélicoïdal, dans le plan transversal, se localise proche du bord homolatéral du processus odontoïde et approximativement au niveau des insertions distales du ligament homolatéral. La rotation axiale principale de C0-C2 est couplée à une latéroflexion opposée et une extension. Cela se traduit par un axe incliné vers l'avant et décliné vers le côté opposé au sens de la rotation de la tête.

Chapitre VI   **Cinématique 3D intersegmentaire de la colonne cervicale pendant la position prémanipulative au niveau de C4-C5 « In-vivo ».**

Introduction

La manipulation du rachis cervical par la technique dite à Haute Vitesse Basse Amplitude (HVBA) est largement utilisée dans de nombreux domaines de thérapies manuelles comme l'ostéopathie, la médecine manuelle ou encore la chiropraxie. Thiel et Bolton, (2008) ont estimé que le nombre de traitements impliquant la manipulation du rachis cervical effectué par les membres des associations britanniques et écossais de chiropraxie, sur une période d'un an, est environ de 2,25 millions d'actes manipulatifs. Au Canada, les chiropracteurs ont enregistré près de 135 millions de manipulations cervicales pendant une période de 10 ans, entre 1988 et 1997 (Haldeman et al., 2002) , et aux États-Unis, entre 18 et 38 millions de traitements par HVBA sont effectués par année (Shekelle et Coulter, 1997).

Les manipulations par des techniques à haute vitesse améliorent régulièrement les symptomatologies, comme dans les torticolis et les maux de tête et la cervicalgie (Coulter, 1998). Il a été démontré que les techniques à HVBA augmentent immédiatement l'amplitude du mouvement ((Mierau et al., 1988; Cassidy et al., 1992; Nansel et al., 1992; Nilsson et al., 1996; Whittingham et Nilsson, 2001). Par contre, pour d'autres auteurs, il existe des preuves de faible qualité sur l'efficacité de la manipulation à court et à très court terme dans les douleurs cervicales aiguës ou chroniques (Gross et al., 2010; Miller et al., 2010).

L'amplitude du mouvement induit par le praticien au cours de la manipulation par des techniques à HVBA ainsi que la force appliquée, peuvent être à l'origine d'un risque important de la manipulation, en particulier au niveau de la colonne cervicale. Klein et al. (2003) ont classé les facteurs de risque de la manipulation en deux groupes, extrinsèque et intrinsèque. Le premier groupe dépend du choix de la technique de manipulation utilisée, des compétences techniques et cliniques du praticien, de la force appliquée, des amplitudes induites lors de la manipulation, et éventuellement des erreurs de diagnostic. Les facteurs de risque intrinsèques sont liés à des anomalies congénitales ou acquises des artères vertébrales et/ou carotides. La majorité des complications peuvent être causées par une force excessive ou une exagération de l'amplitude du mouvement, dans une ou plusieurs directions ((Assendelft et al., 1996; Coulter, 1998). Le choix de la technique HVBA est donc important. En outre, la rotation complète associée à une traction de la colonne cervicale peut compromettre les artères vertébrales (Thiel et al., 1994; Kuether et al., 1997).

Au cours du siècle passé, la manipulation du rachis cervical par la technique à haute vitesse a été largement enseignée en médecine manuelle sous forme de simples techniques de torsion à l'aide de deux composantes principales du mouvement, la rotation axiale et la traction. Comme le montrent les figures VI-1 et VI-2, selon les modèles explicatifs de Cyriax, (1984) et Maigne, (1996a), la manipulation doit se produire par une impulsion entre l'amplitude du mouvement passif et la luxation articulaire.

Les modèles classiques les plus utilisés en chiropraxie décrivent la manipulation comme étant proche de la barrière passive du mouvement (Byfield, 2005) ou à la fin de la barrière physiologique (Herzog, 2000).

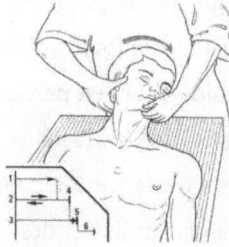

Fig. VI-1. La manipulation selon (Maigne, 1996b)

Schneider et al. (1988) supposent que la technique à haute vitesse est exécutée par le déplacement d'une articulation au-delà de son amplitude normale de mouvement, mais ne dépassant pas sa barrière anatomique du mouvement. Selon Gatterman, (1990) le thrust amène l'articulation au-delà de la barrière de fin de mouvement vers la barrière para physiologique.

Actuellement, de plus en plus de praticiens recommandent des techniques à composantes multiples (TCM). Ces techniques ont l'avantage selon les modèles explicatifs théoriques de combiner plusieurs degrés de liberté tout en limitant les amplitudes articulaires pour minimiser le risque de la manipulation cervicale. Avec ces techniques, la colonne cervicale est positionnée de telle manière que les forces sont focalisées sur l'articulation cible, sans que les étages sus- ou sous-jacents ne soient soumis à des contraintes excessives. La combinaison de la rotation axiale, la latéroflexion hétérolatérale, extension ou flexion permettent d'obtenir un bon verrouillage de la colonne cervicale (Hartman, 1983; Hing et al., 2003).

Certains auteurs ont tenté d'expliquer le fonctionnement biomécanique du mécanisme de verrouillage articulaire, par des modèles théoriques. Ce mécanisme serait important du point de vue technique afin de réussir le geste manipulatif. Ces modèles théoriques se basent principalement sur les mouvements couplés physiologiques au niveau de la colonne vertébrale. Ces auteurs préconisent de positionner la colonne cervicale de telle manière que les forces soient localisées sur une articulation sans exercer de contrainte excessive, sur les segments sus et sous-jacents. Afin de réussir un bon verrouillage articulaire, la colonne cervicale devrait être placée dans une position opposée à celle des mouvements couplés physiologiques (Gibbons et Tehan, 2001; McCarthy, 2001; Padhy et al., 2009).

Ces mêmes auteurs ajoutent que le segment vertébral où le clinicien veut produire la cavitation ne devrait jamais être bloqué. Cette idée est égalment partagée par Evans et Breen (2006). Le verrouillage ne concerne que les étages supérieurs à l'étage cible.

Ce mécanisme de verrouillage, représente pour le praticien une perception subjective de fin de mouvement ou de mise en tension finale appelée classiquement « barrière motrice » sur l'étage à manipuler. Nous reviendront sur ce point dans le chapitre de la discussion.

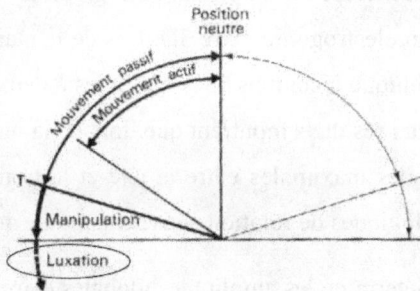

Fig. VI-2. Schéma de la manipulation selon Maigne (1989). La manipulation devrait se produire en dépassant la limite du mouvement passif (Point T), proche de la luxation articulaire.

Le choix de la technique, les composantes du mouvement et les amplitudes articulaires (ROM) restent des éléments déterminants dans la réussite de la manipulation.

Peu d'études ont mesuré la cinématique 3D lors de la manipulation de la colonne cervicale. Triano et Schultz (1994) ont comparé les amplitudes de mouvement obtenues lors de l'application de deux types de manipulations à HVBA sur la deuxième vertèbre cervicale chez des sujets sains, en position couchée. Les amplitudes du mouvement ont été enregistrées par un système de mesure opto-électronique entre la tête et le tronc. Deux procédures de manipulations différentes ont été appliquées, la première procédure de manipulation utilise la latéroflexion de la tête comme composante principale tandis que la seconde procédure utilise la rotation axiale de la tête comme composante principale. Leurs résultats montrent que la manipulation par rotation axiale de la tête génère une plus grande amplitude de mouvement que celle de la latéroflexion. Ils montrent également que ces amplitudes se rapprochent de celles de la rotation maximale active de la tête.

Klein et al., (2003) ont mesuré les amplitudes 3D globales de la tête par rapport au tronc en utilisant un électrogoniomètre 3D, lors de la manipulation cervicale, en appliquant une technique à composantes multiples à deux niveaux, C3 et C5, en position assise. Leurs résultats montrent que, lors de la manipulation par cette technique, les amplitudes maximales entre la tête et le tronc, ne dépassent pas les amplitudes physiologiques de rotation active maximale de la tête.

Ces deux études ont déterminé les amplitudes globales entre la tête et le thorax ; à notre connaissance il n'existe pas d'études qui ont mesuré la cinématique intersegmentaire de la colonne cervicale *in vivo* au cours de la manipulation HVBA ou lors de la position pré-manipulative.

Quel est le fonctionnement biomécanique de la manipulation cervicale ? Afin de répondre à cette question, deux objectifs ont été désignés: le premier consiste à déterminer la cinématique 3D intersegmentaire de la colonne cervicale dans la position pré-manipulative et à la comparer avec la rotation axiale maximale. La seconde, essaie de mieux comprendre la stratégie de la technique HVBA à composantes multiples.

Méthodologie

Dix volontaires asymptomatiques avec un âge moyen de 26,0 ± 5,1 ans (6 hommes et 4 femmes) ont participé à cette étude. Aucun de ces volontaires, n'a présenté une douleur à la nuque ou des problèmes cervicaux récents. Les procédures expérimentales utilisées étaient en accord avec les recommandations du comité d'éthique de l'hôpital CHU Brugmann-Bruxelles qui a donné son approbation pour réaliser cette étude (Voir annexe CE 2004/30). Tous les sujets ont signé leur consentement éclairé.

Le sujet était allongé sur le dos dans une position neutre sur la table du CT. La position neutre de la tête respectait le plan de Francfort, les épaules restant dans le plan horizontal sur la table. Cette position n'a pas été modifiée au cours de la réalisation de scanner. (SOMATOM Siemens 32 ®, épaisseur de coupe de 1,5 mm, low-dose).

Un topo-scan de profil a été réalisé pour l'estimation de la direction de balayage, et les niveaux de la section de balayage total de la colonne cervicale. La section de balayage était limitée entre le conduit auditif externe, et le plateau inférieur du corps de la septième vertèbre cervicale.

Après l'achèvement de la numérisation en position neutre, un ostéopathe ayant plus de 20 ans d'expérience clinique, a placé la tête et la colonne cervicale en position pré-manipulative avec l'intention de manipuler l'étage C4-C5 à droite, jusqu'à sentir la « barrière motrice ». Un signal est donné par le praticien afin de réaliser le deuxième scanner dans cette position. Cette technique a été appliquée à tous les sujets.

L'articulation métacarpo-phalangienne droite du praticien vient au contact du mur articulaire C4-C5 de côté droit tandis que la main gauche réalise une prise mentonnière. La technique de positionnement pré-manipulative est composée principalement d'une rotation axiale de la tête vers le côté gauche, combinée à une latéroflexion droite, et à une légère extension de la tête. Cette position est maintenue pendant la prise du second CT-scan (fig. VI-3).

Une description détaillée concernant la segmentation, la détermination du système de référence et le calcul de la cinématique 3D, se trouve dans le chapitre II et III.

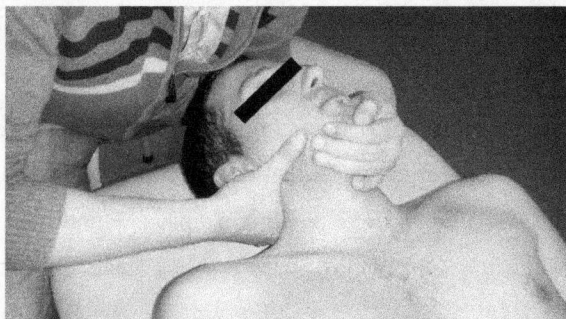

Fig. VI-3. La main gauche tient le menton et tourne légèrement la tête vers la gauche avec flexion latérale vers la droite et une légère extension de la tête. Le bord radial de l'articulation métacarpo-phalangienne de l'index droit vient au contact du mur articulaire droit du niveau C4-C5. Le praticien exerce une pression sur le processus articulaire jusqu'à ce qu'il atteigne la sensation de « barrière de focalisation ».

1. Segmentation

La segmentation est le processus qui reconstruit les tissus osseux en trois dimensions à partir des images de CT scan ou d'IRM. Les images CT de la partie inférieure de l'os occipital jusqu'à la vertèbre C7 ont été segmentés complètement de manière semi-automatique dans les deux positions, neutre et pré-manipulative. En plus, la visualisation 3D des structures osseuses du rachis cervical et des mains du praticien a permis de vérifier la qualité palpatoire et d'évaluer l'exactitude du placement des doigts sur le niveau à manipuler. (Figure VI-4).

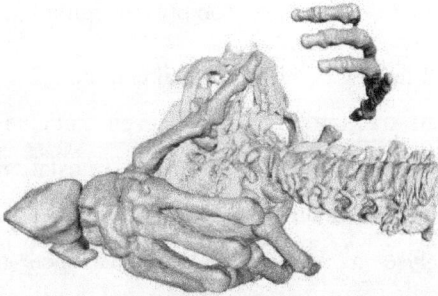

Fig. VI-4 : Image de reconstruction 3D d'une colonne cervicale montrant le positionnement des mains du praticien lors de la réalisation de la mise en position afin de réaliser la technique HVBA. A noter que pour des raisons de visualisations, la mandibule a été enlevée de cette image.

2. Calcul de la cinématique 3D

Le système coordonnées utilisé ainsi que la méthode du calcul de la cinématique 3D se trouvent en détail dans le chapitre III.

3. Statistiques

Toutes les données (les 3 rotations dans les plans anatomiques) seront comparées avec celles de la rotation axiale maximale de la tête (chapitre 4) par un test de l'ANOVA multiple. La variable dépendante est l'amplitude articulaire et les variables indépendantes sont les groupes (prè-manipulation vs rotation axiale) et les étages cervicaux (C0-C7).

Résultats

1. <u>Mouvement de la tête (C0) dans le système de coordonnées spatiales absolu</u>

Le mouvement de C0 dans le système de coordonnées spatiales absolues indique une rotation vers la gauche (34,1 ± 10,1 °) avec une latéroflexion à droite (16,2 ± 11 °) et une extension (7,7 ± 5,3 °). Ces orientations correspondent à des composantes que le praticien a utilisés en position pré-manipulative.

La moyenne de la translation le long de l'axe vertical était de 3,2 ± 2,7 mm vers le haut. Ceci suggère qu'une traction a été installée en tant que composante supplémentaire donc un quatrième degré de liberté. Les translations le long de l'axe antéro-postérieur et latéral étaient de 1,4 ± 1,7 mm et 0,5 ± 2 mm, respectivement. Notre analyse a révélé que, la différence moyenne de l'amplitude de la rotation axiale de la tête chez le groupe de pré-manipulation, est inférieure au groupe rotation axiale libre (Tableau VI-1). Les résultats de l'analyse de variance ont montré une différence très hautement significative entre les groupes (rotation axiale: $F_{2, 27} = 97,4$ P<001).

Tableau VI-1 : *Comparaison des amplitudes (°) moyennes (±DS) en position pré-manipulative et en rotation axiale.*

Groupe	Moyenne	Moyenne de différence	95% CI	P
Pré-manipulative	34,1 ±10,1			
VS		37,4 ±10,8	29,8 - 44,5	*P*<0,001
rotation axiale	72,6 ± 4,8			

2. <u>Mouvement de rotation inter-segmentaire.</u>

<u>Rotation axiale:</u> Le résultat de l'analyse par l'ANOVA a montré que l'effet d'interaction des facteurs « groupe - niveau » présente une différence hautement significative (rotation axiale: $F_{2, 6} = 256,1$ P <0,01). Les comparaisons par le post test de Tukey ont révélé que l'amplitude de la rotation axiale pendant la

position pré-manipulative était nettement inférieure à celui de la rotation physiologique maximale aux niveaux C4-C5, C5-C6 et C6-C7 (P<0,05). La différence moyenne était de 5,3° pour C4-C5 (95% CI: 3,5 à 7,1), 3,6 ° (95% CI: 2,3 à 4,9) pour C5-C6 et de 3,2 ° (95% CI: 1,8 -4,5) pour C6-C7.

Au cours du positionnement pré-manipulatif de l'étage C4-C5 droit, le praticien a positionné la tête en rotation gauche, latéroflexion droite et extension. Nos résultats montrent que la rotation axiale du rachis cervical supérieur se réalisait comme attendu vers la gauche. Cependant, pour le rachis cervical inférieur (C2-C7), la moyenne de la rotation axiale indiquait un sens de rotation vers la droite. Un mouvement paradoxal de contre-rotation a eu lieu dans les segments inférieurs de la colonne cervicale (Fig. VI-6). Le niveau destiné à être manipulé présentait une rotation axiale moyenne proche de zéro (tableau VI-2).

Tableau VI-2: Comparaison des amplitudes (°) moyennes (± DS) des composantes 3D du mouvement lors du positionnement pré-manipulatif et lors de la rotation axiale maximale (côté droit et gauche confondus). RA = rotation axiale, LF = latéroflexion, F-E = flexion-extension. Les valeurs positives représentent: la rotation axiale vers la gauche, la latéroflexion vers la droite et l'extension.

Niveau	position pré-manipulative (N=10)			Rotation axiale maximale (N=20)		
	RA	LF	F-E	RA	LF Couplée	F-E Couplée
C0-C1	2,4 ±1,4	5,6 ±3,3	9,3 ±4,7	2,5 ±1,0	5,0 ±3,0	12,0 ±4,5
C1-C2	33,0 ±4,8	0,7 ±3,6	3,5 ±6,1	37,5 ±6,0	2,4 ±5,7	4,2 ±6,2
C2-C3	-2,8 ±2,2	3,3 ±2,8	-0,4 ±4,5	1,2 ±1,9	-0,3 ±2,0	0,6 ±3,8
C3-C4	-1,6 ±4,3	1,7 ±4,1	-4,0 ±2,9	5,0 ±2,1	-3,7 ±2,6	1,5 ±3,0
C4-C5	-0,4 ±3,2	1,8 ±2,3	-3,8 ±3,8	5,5 ±1,4	-4,0 ±2,4	0,5 ±2,4
C5-C6	-1,0 ±1,7	2,1 ±2,7	-4,0 ±2,5	5,0 ±1,8	-4,5 ±2,8	-1,1 ±3,0
C6-C7	-0,1 ±1,5	1,4 ±2,3	-0,3 ±2,4	3,9 ±1,9	-4,3 ±2,1	-1,2 ±2,2

Latéroflexion: En moyenne la latéroflexion se faisait vers la droite au niveau du rachis cervical supérieur et inférieur.

<u>Flexion - extension:</u> Une extension s'est produite dans la région cervicale supérieure (C0-C1-C2), tandis qu'une flexion a eu lieu au niveau de la région cervicale inférieure (C2-C7).

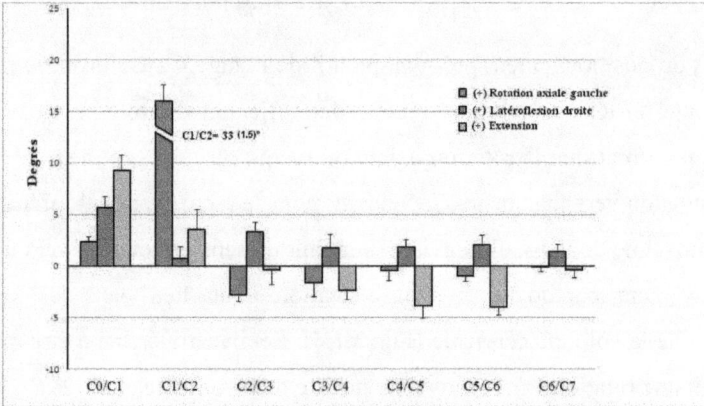

Fig. VI-6 : La moyenne (± SEM)° des composantes 3D du mouvement lors du positionnement pré-manipulative au niveau C4-C5 droit

3. <u>Translation intervertébrale</u>

La translation de chaque niveau cervical est négligeable (<1 mm), sauf pour C0-C1 et C1-C2. L'étage occipito-atloïdien effectue une translation latérale du même côté que la rotation de la tête (1,5 ± 1,3 mm), une translation postérieure (-0,7 ± 1 mm) et une translation inférieure (-0,5 ± 0,4 mm). La plus grande translation a lieu au niveau C1-C2 (-1,3 ± 1,5 mm) dans la direction inférieure.

Discussion

Le but de cette étude 3D intersegmentaire *in vivo* , était de comprendre la biomécanique de la manipulation par des techniques à HVBA à composantes multiples. Quelles sont les amplitudes articulaires induites lors de l'utilisation de ces techniques ? Un des chalenges était d'obtenir les données et la reconstruction des modèles osseux de la colonne cervicale. Afin d'avoir une grande précision dans la création des modèles vertébraux tridimensionnels exploitables, nous avons opté pour la tomodensitométrie à faible dose. Cette technique permet le meilleur rapport qualité-dose. Elle permet de réduire la dose d'irradiation de rayons X jusqu'à 90% par rapport aux protocoles standards. Un tel protocole est donc approprié pour les études d'imagerie médicale in-vivo visant à recueillir des données osseuses (Van Sint Jan et al., 2006).

L'approche de l'axe hélicoïdal fini permet de décrire un mouvement entre des positions discrètes sous forme de rotation autour de l'axe et une translation le long de l'axe. L'axe est entièrement déterminé par son orientation et sa localisation. Il y a plusieurs avantages en utilisant le concept de l'axe hélicoïdal. Tout d'abord, il permet la visualisation facile d'un mouvement tridimensionnel complexe à six degrés de liberté par simple translation et de rotation le long autour d'un axe unique dans l'espace. D'autre part, les paramètres de l'axe (orientation, position, rotation et translation) sont invariants pour tous les points de vertèbres au cours du déplacement à tout instant particulier. Une des qualités d'invariance est sa commodité pour comparer le mouvement des segments vertébraux entre les différents individus (Panjabi et al., 1981). L'inconvénient d'utiliser ce concept de l'axe hélicoïdal fini est sa sensibilité aux erreurs de mesure des repères osseux, en particulier lorsque l'amplitude de la rotation est relativement faible (Woltring et al., 1985).

En outre, les paramètres de l'axe hélicoïdal fournissent toutes les données nécessaires pour créer une visualisation d'un mouvement 3D animé y compris le mouvement pendant la pré-manipulation. Une telle animation représente un outil pédagogique utile et intéressant. En plus, ce concept pourrait permettre la description et la définition d'un dysfonctionnement éventuel.

Bien que les techniques à haute vitesse sont utilisées dans le monde entier, peu est connu sur la cinématique intervertébrale au cours d'une manœuvre de manipulation. Dans cette étude, les amplitudes intervertébrales tridimensionnelles ont été déterminées pendant la position pré-manipulative par la technique à composantes multiples en décubitus dorsal. Le fait de se limiter à la position pré-manipulative a été dicté par la courte durée de l'acte même de la manipulation. En effet, avec les moyens techniques actuels il est impossible de réaliser une acquisition d'images que ce soit en CT scan ou à fortiori en IRM avec une durée inférieure à celle de la manipulation. A cela il faudrait encore ajouter le temps de réaction du radiologue pour déclencher la prise de vue. A tous les coups il le ferait trop tard.

Les résultats (tableau VI-1) montrent que l'amplitude moyenne de la rotation axiale à tous les niveaux vertébraux pendant la position pré-manipulative ne dépasse pas la rotation physiologique maximale de la tête (P<0,05).

Ces résultats sont en large contraste avec les modèles explicatifs de la manipulation vertébrale, généralement admis en médecine manuelle. Ces modèles décrivent la manipulation à haute vitesse par déplacement de la tête et la colonne cervicale, au-delà de la barrière passive (Cyriax, 1984; Maigne, 1989; Maigne, 1996a). Ces auteurs, ont considéré les techniques avec un nombre limité de degrés de liberté (rotation et de traction), qui pourrait effectivement être préjudiciable voire fatal dans certains cas.

Pour toutes les manœuvres, la rotation axiale et la flexion latérale sont combinées dans des directions opposées au niveau de la colonne cervicale supérieure (C0-C1, C1-C2), et dans la même direction dans la colonne cervicale inférieure (C2-C3, C6-C7). Cette combinaison du mouvement respect la physiologie des mouvements couplés.

En effet, plusieurs études expérimentales confirment cette tendance de couplage physiologique au niveau de la colonne cervicale supérieure et inférieure. Lorsque le mouvement principal est la rotation axiale, une latéroflexion homolatérale va avoir lieu dans les étages inférieures et hétérolatérale aux niveaux supérieurs (Panjabi et al., 2001; Ishii et al., 2004a; Ishii et al., 2004b;

Salem et al., 2013). De plus, lorsque le mouvement primaire est la flexion latérale, la rotation axiale est couplée dans la même direction au niveau de la colonne cervicale inférieure, et dans le sens hétérolatérale dans la colonne cervicale supérieure (Ishii et al., 2006).

Par conséquent, le positionnement pré-manipulative par technique de composantes multiples tel qu'elle est utilisée dans notre étude, semble respecter la physiologie de mouvements couplés à la fois dans la partie supérieure, et inférieure du rachis cervical. En aucun cas, les composantes du mouvement sont non-physiologiques.

Un tel fait est à l'opposé avec des modèles proposés par certains auteurs, qui expliquent les bases fondamentales de la manipulation, dans lesquels la cinématique de la manipulation d'un étage vertébral est supposé aller dans le sens contraire des mouvements couplés physiologique (Nyberg, 1993; Gibbons et Tehan, 2001; McCarthy, 2001; Evans, 2010).

L'amplitude de la rotation axiale moyenne de la tête par rapport au tronc obtenu dans notre étude (28,8 ± 10,4°), était en bon accord avec celle (30 ± 9 °) déterminée par Klein et al., (2003), mais inférieure aux 40° rapportés par Triano et Schultz (1994). La flexion latérale (16.2 ± 11°) a été nettement inférieure à celle déterminée par Klein et al. (2003) (46 ± 8 °) et la mesure de 26° rapportés par Triano et Schultz (1994) en utilisant la technique directe (flexion latérale), et 12 ° en utilisant la technique de rotation. L'amplitude du mouvement dans le plan sagittal (7,7 ± 5,3 °) était supérieure à celle de Klein et al. (2003) et inférieur à celle de Triano et Schultz (1994). Notons aussi que ces différences peuvent être dues aux conditions expérimentales.

En raison de l'absence de données dans la littérature, concernant les mouvements inter-segmentaires 3D durant la manipulation, il nous est impossible de comparer nos résultats avec d'autres études. A notre connaissance, cette étude est la première qui a quantifié les mouvements 3D intervertébraux de la colonne cervicale dans la position pré-manipulative.

Proposition d'un nouveau modèle expérimental de la manipulation de la colonne cervicale:

Dans notre étude, on a utilisé une technique à composantes multiples au niveau C4-C5 à droite. Le praticien a positionné la tête en rotation gauche et la latéroflexion droite. La composante de rotation gauche est habituellement censée faire tourner tous les niveaux du rachis cervical vers la gauche. Simultanément, la composante de latéroflexion droite incline toutes les vertèbres à droite.

Cette latéroflexion droite induit une rotation couplée à droite (homolatérale) dans les étages cervicaux inférieurs (C2-C7) et ceci malgré la présence de la rotation gauche de la tête. Même si cette rotation axiale couplée résulte d'un comportement physiologique normal, nous pouvons la considérer comme **un mouvement paradoxal de contre-rotation** par rapport à la rotation induite au niveau de la tête.

L'amplitude de cette contre-rotation diminue progressivement à partir C2-C3 jusqu'à C4-C5 (Fig. VI-6). Il pourrait donc être utile de verrouiller les niveaux supérieurs et de garder le segment à manipuler le plus proche de la position neutre. Cela pourrait améliorer la focalisation de la manœuvre. Ainsi la barrière ressentie par le praticien n'est plus une barrière motrice mais plutôt une **barrière de focalisation** induite par le verrouillage des niveaux sus-jacent à l'étage cible.

En outre, une extension a été observée dans le rachis cervical supérieur et une flexion dans le rachis cervical inférieur.

Notre modèle peut être comparé à un mécanisme de torsion dans les plans sagittal et transversal dans lesquels il y a inversion du sens de mouvements. Les segments supérieurs de la colonne cervicale tournent dans un sens pendant que les inférieurs tournent dans le sens opposé. L'amplitude de la rotation diminue progressivement de haut vers le bas pour s'arrêter avant la vertèbre cible. On peut supposer que ce segment se trouve très proche de la zone neutre. Par conséquent, les tissus conjonctifs avoisinants cette vertèbre cible se trouvent dans un état de relâchement. Ainsi le praticien ne doit guère augmenter sa force manuelle afin de mobiliser ou de manipuler cet étage vertébral.

Ce modèle expérimental contraste largement avec la théorie classique des techniques à haute vitesse qui utilisent de grandes amplitudes de rotation de la tête et une traction (Cyriax 1984; Maigne, 1996).

Notre modèle expérimental semble être en accord avec le modèle théorique de la manipulation à haute vitesse proposé par Evans et Breen (2006), dans lequel l'étage vertébral que le praticien souhaite manipuler ne devrait jamais être bloqué par des forces passive excessives. Les techniques à composantes multiples représentent un chalenge dans leur apprentissage. Ils sont plus difficiles à exécuter, mais ils pourront représenter une alternative intéressante pour la sécurité du patient en maximisant le nombre de degrés de liberté tout en minimisant les amplitudes.

Cette étude a plusieurs limites. Un seul praticien a effectué le positionnement pré-manipulatif sur tous les sujets la reproductibilité inter-praticiens reste inconnue. La taille de l'échantillon est limitée à dix sujets et ceux-ci sont plutôt jeunes. Comme la rigidité générale et en particulier celle de la colonne cervicale varie avec l'âge, les amplitudes mesurées dans cette étude ne peuvent pas être extrapolé à des sujets plus âgés. En outre le sexe n'est pas pris en considération. Pour des raisons techniques, la manœuvre est exécutée en décubitus dorsal. Par conséquent, les résultats ne peuvent être généralisés à d'autres positions. Enfin, cette étude est limitée à la quantification de la cinématique 3D dans deux positions seulement, et ne tient pas compte du mouvement continu entre ces positions. Cette étude ne tient pas compte des forces exercées sur les différents tissus.

Conclusion:

Cette étude est la première à quantifier les amplitudes tridimensionnelles intersegmentaires de la colonne cervicale *in vivo* , pendant la position pré-manipulative. Elle ouvre de nouvelles perspectives concernant la compréhension la cinématique 3D, des techniques à composantes multiples. Un mécanisme inattendu de contre-rotation a été identifié aux niveaux inférieurs de la colonne cervicale. Cette contre-rotation pourrait représenter un moyen précieux et pratique, pour se focaliser aussi précisément que possible sur le niveau à manipuler. La technique à composants multiples maximalise le nombre de degrés de liberté et réduit les amplitudes intersegmentaires. Cela peut diminuer le risque liés à la manipulation cervicale. Les amplitudes intersegmentaires étaient plus faibles que les celles obtenues lors de la rotation physiologique maximale de la tête.

Chapitre VII Etude de la variation de longueur de l'artère vertébrale lors de la manipulation cervicale

Introduction

1. Anatomie de l'artère vertébrale (AV)

L'artère vertébrale naît généralement de la face supérieure de l'artère sous-clavière, parfois du tronc brachio-céphalique, ou encore directement de la crosse de l'aorte. Elle monte à peu près verticalement ou légèrement inclinée vers l'arrière pour pénétrer dans le foramen transverse de la 6ème vertèbre cervicale (Rouvière et Delmas, 1991). Elle passe quelquefois par le foramen de la septième cervicale, parfois seulement à partir de la cinquième ou même de la quatrième ou encore plus rarement, sortir du foramen pour y rentrer ensuite. Cette variation anatomique de l'artère vertébrale a été citée maintes fois dans la littérature scientifique. La détection de ces variations ou malformations nécessite des examens para cliniques poussés (Westaway et al., 2003; Cacciola et al., 2004; Cagnie et al., 2005a; Cagnie et al., 2005b; Bruneau et al., 2006a; Poirier et Charpy, 2010). Le trajet habituel de l'artère vertébrale est repris sur le schéma de la figure VII-1.

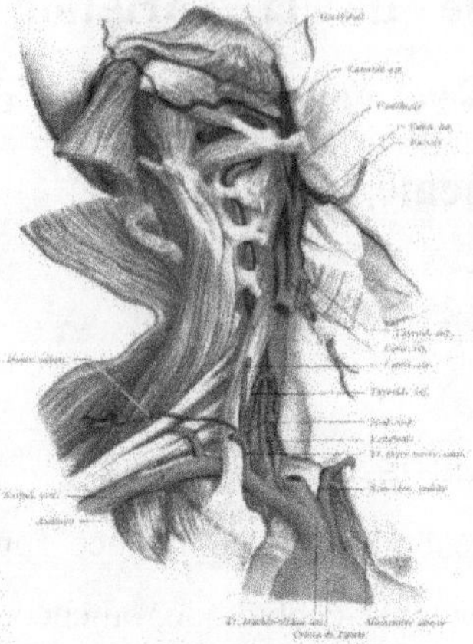

Figure VII-1 : Origine et trajet de l'artère vertébrale (Rouvière et Delmas, 1991).

Le trajet de l'artère vertébrale est généralement divisé en quatre parties (Cacciola et al., 2004; Cagnie et al., 2005a; Tay et al., 2005; Bruneau et al., 2006a; Khan et al., 2007). Une illustration de ces subdivisions est reprise dans la figure VII-2. Il s'agit des segments suivants :

V1 : Origine à partir de l'artère sous-clavière jusqu'à sa pénétration dans le foramen transverse de C6.

V2 : Du foramen transverse de C6 jusqu'à son entrée dans le foramen de C2.

V3 : Entre la sortie du processus transverse C2 et la pénétration dans la dure-mère.

V4 : Le trajet intracrânien jusqu'à la formation du tronc basilaire.

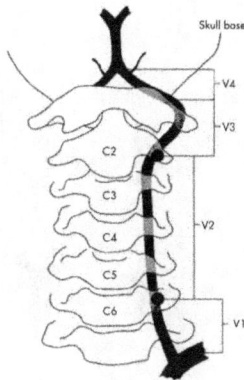

Figure VII-2 : Les différents segments de l'artère vertébrale (Khan et al., 2007).

Les artères vertébrales conjointement avec les artères carotides internes participent à la vascularisation du cerveau. Les artères vertébrales convergent au niveau du pont pour former l'artère basilaire. Les principales régions vascularisées par les artères vertébrales et la basilaire sont le tronc cérébral et le cervelet. Au niveau du mésencéphale, l'artère basilaire se sépare en plusieurs branches : les artères cérébelleuses supérieures droite et gauche et les artères cérébrales postérieures. Les artères cérébrales postérieures forment les artères communicantes postérieures, qui les connectent aux carotides internes, lesquelles se divisent pour former les artères cérébrales antérieures et les artères cérébrales moyennes. Les artères cérébrales antérieures de chaque hémisphère sont interconnectées par l'artère communicante antérieure. Par conséquence, les artères cérébrales postérieures et communicantes, les carotides internes et les artères cérébrales antérieures forment un anneau d'artères interconnectées à la base du cerveau. Ce réseau dense est dénommé cercle ou polygone de Willis (Fig.VII-3).

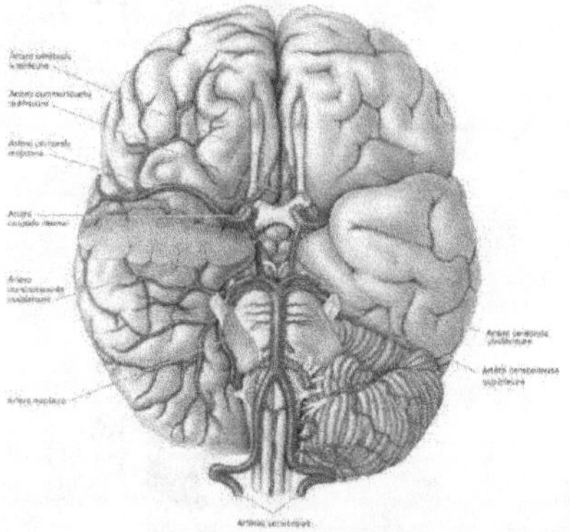

Figure VII-3 : Les artères vertébrales et leurs branches principales à la base du cerveau (Poirier et Charpy, 2010).

2. L'insuffisance vertébro-basilaire

Une insuffisance vertébro-basilaire peut se traduire cliniquement par de nombreux symptômes en fonction du territoire lésé (Bear et al., 2002). Une des principales causes d'insuffisance rapportée est la dissection de l'artère vertébrale, fréquemment consécutive à une action violente ou traumatique sur la tête (Galtes et al., 2012). Par exemple on peut citer un accident de la route(Yeh et al., 2009), une manipulation cervicale (Sturzenegger, 1993; Vibert et al., 1993; Jeret et Bluth, 2002; Turgut, 2002; Haynes, 2003; Menendez-Gonzalez et al., 2003; Morelli et al., 2006; Tinel et al., 2008; Marx et al., 2009; Preul et al., 2010; Albuquerque et al., 2011), lors d'une intervention chirurgicale(Yamaguchi et al., 2003), pendant des mouvements extrêmes de la colonne cervicale lors d'activités de la vie quotidienne (Bowen et al., 1992), suite à une auto-manipulation de la colonne cervicale(Cook et Sanstead, 1991; Mosby et Duray, 2011) ou simplement une forte toux (Herr et al., 1992).

La dissection spontanée des artères vertébrale ou carotidiennes n'est pas rare (Fisher et al., 1978; Shimizu et al., 1992; Fukunaga et al., 2002). Il est conseillé de rechercher des éléments constitutionnels qui favorisent une fragilité accrue des vaisseaux, tels que la dysplasie fibromusculaire, les maladies du collagène (Marfan, Ehlers-Danlos type IV, Pseudoxanthoma elasticum), les artérites, la syphilis, la déficience en alpha-1-antitrypsine (Sturzenegger, 1993).

3. Les symptômes et les signes cliniques

Les symptômes post lésionnels vasculaires sont très variés. On distingue les symptômes et signes cliniques «locaux», liés à la dissection de l'artère elle-même, de ceux qui sont liés à une complication à distance de la dissection. La douleur est considérée comme un symptôme typique, souvent des hémicrânies de même côté de la dissection mais aussi des douleurs localisées au cou ou à la nuque. Elles sont attribuables à la stimulation de nocicepteurs localisés dans la paroi artérielle (Rossetti et al., 2000). Classiquement, des signes du syndrome de Claude Bernard-Horner (par lésion des fibres sympathiques du plexus carotidien) sont observés dans les dissections carotidiennes avec ou sans atteinte des dernières paires crâniennes (Desfontaines et Despland, 1995). Tandis que le syndrome de Wallenberg est fréquemment observé dans les lésions des artères vertébrales (Nater et al., 1991; Hosoya et al., 1996). Les symptômes et signes cliniques des complications à distance sont essentiellement liés à des complications ischémiques et varient en fonction des territoires vasculaires touchés (Frumkin et Baloh, 1990; Hosoya et al., 1994; Hosoya et al., 1996).

Le syndrome de Wallenberg est un syndrome neurologique lié à une occlusion de l'artère cérébelleuse postérieure et inférieure, de l'artère vertébrale ou du tronc basilaire. Il peut s'agir de céphalée associée ou non à des vertiges (Sturzenegger, 1994; Thomas et al., 2011), d'une vision double (diplopie), d'une instabilité à la marche, de céphalées occipitales (Metso et al., 2012). Il s'agit d'une atrophie des faces latérales du bulbe rachidien. Les symptômes plus complexes associent en particulier une paralysie du voile du palais, du pharynx, de la corde vocale et une anesthésie de la face du côté de la lésion neurologique, des troubles cérébelleux et vestibulaires du côté opposé.

En général, les symptômes et les signes locaux suivent les complications à distance. Cet enchaînement peut s'arrêter à tout moment pour éventuellement progresser dans un deuxième temps et se manifester avec une latence quelques heures à quelques semaines plus tard par rapport à l'événement déclenchant (Hufnagel et al., 1999). Dans certains cas, des prodromes stéréotypés apparaissent pendant quelques secondes ou minutes pendant ou après la manipulation. Dans plus de la moitié des cas, il existe un délai de quelques minutes à quelques jours avant l'apparition des symptômes (Ponge et al., 1989). Selon Rossetti et al. (2000) qui ont suivi 6 patients pendant une année avec des artères vertébrales disséquées après des manipulations cervicales, le délai entre la manipulation cervicale et le diagnostic de la dissection varie entre 10 jours à plus de 30 jours.

4. La manipulation cervicale et le risque associé

Les manipulations cervicales à haute vélocité, basse amplitude (HVBA) sont fréquemment citées comme facteur de risque de lésions de l'artère vertébrale et de la carotide (Arnold et al., 2004; Cagnie et al., 2005c; Ernst, 2007). En ce qui concerne l'artère carotide interne il ne semble pas qu'il existe une localisation préférentielle pour une dissection liée à une manipulation. Dans le cas de l'artère vertébrale, les segments V2 et V3 sont plus fréquemment touchés. Ceci est dû à leurs situations anatomiques, puisque l'artère est peu mobile en V2 et qu'elle est très tortueuse et mobile en V3 (Sturzenegger et al., 1993; Miley et al., 2008).

Le risque d'accident après manipulation cervicale est extrêmement réduit mais réel et peut être fatal (Ladermann, 1981). Hurwitz et al. (1996) ont réalisé une revue systématique de la littérature sur 118 études entre 1966 et 1996 et ont estimé que le taux de complication post manipulation de la colonne cervicale est de 5 à 10 par 10 millions de manipulation. Assendelft et al. (1996) ont recensé 165 accidents pendant toute l'année de 1993.

En France, l'analyse de la littérature médicale concernant l'exercice de la médecine manuelle a fait ressortir un accident pour 5 millions de manipulations. Le nombre moyen d'actes manipulatifs cervicaux, par semaine et par médecin, est de 21. Le nombre de manipulations cervicales effectué par des non-médecins estimé par an s'étale de 990 000 à 2 970 000 (Dupeyron et al., 2003). La fréquence des accidents vertébro-basilaires post manipulatifs entre 2 et 6 pour 100 000 manipulations cervicales et par an. Gross et al. (2010) fournissent des estimations de risque qui vont de 1 sur 2000 à 1 sur 1 000000, ce qui souligne une importante difficulté de recensement.

Ernst et al. (2005) ont étudié 14 rapports de cas de complications ophtalmologiques associées à des manipulations spinales hautes, avec un tableau clinique différent comprenant la perte de vision, une ophtalmoplégie, une diplopie et un syndrome de Claude Bernard Horner. Dans ces cas, Ernst (2005) considère la relation de causalité comme très probable ou certaine.

En Belgique, le centre fédéral d'expertise des soins de santé (KCE, 2010) dans son rapport de 2010 souligne que le risque de la manipulation cervicale estimé sur la base des études de cohortes prospectives variait de 5 accidents vasculaires cérébraux pour 100 000 manipulations; 2 pathologies neurologiques graves pour 10 000 000 manipulations et 3 décès pour 10 000 000 manipulations. Un calcul réalisé sur la base des procès en justice et des demandes d'indemnisation auprès des compagnies d'assurance donne une estimation de 1 sur 1 à 3 millions.

Il est difficile d'établir des liens de causalités entre les manipulations cervicales et les lésions vasculaires. D'ailleurs aucun facteur de risque démontré qui soit susceptible de prédire des complications graves post manipulative (Haldeman et al., 2002; Paciaroni et Bogousslavsky, 2009). En plus, il est bien établi que dans la recherche clinique il est très difficile d'établir une relation de causalité entre deux phénomènes. Les 9 critères de Bradford Hill (Hill, 1965) sont largement utilisés et constituent une méthode reconnue en épidémiologie et dans les sciences biomédicales afin d'évaluer ce lien de causalité. (Tableau VII-1). A la lecture de ces critères on peut s'apercevoir qu'il faudrait beaucoup d'études cliniques afin que la totalité de ces critères soient respectés pour prouver un lien entre la manipulation cervicale et les accidents artériels.

Tableau VII-1 : Les 9 critères établis par Bradford Hill afin de démontrer un lien de causalité d'après Namer et al., 2008.

1. Force de l'association : Plus forte est la relation entre une variable indépendante et une variable dépendante, (RR) moins cette relation a de chances d'être due à une autre variable
2. Chronologie : La cause doit logiquement précéder l'effet dans le temps.
3. Constance : L'observation de l'association de façon répétitive par différentes personnes, en différents endroits, dans différentes circonstances et à différentes époques augmente la vraisemblance du lien de causalité.
4. Cohérence : L'association doit être compatible avec les théories et les connaissances existantes
5. Vraisemblance théorique : Il est plus facile d'accepter un lien de causalité quand il existe une base rationnelle et théorique pour une telle conclusion.
6. Spécificité : Idéalement, l'effet a une seule cause
7. Relation dose–réponse : Il devrait y avoir une <u>relation directe</u> entre le facteur de risque (variable indépendante) et le statut de la population vis-à-vis de la maladie (variable dépendante)
8. Preuve expérimentale : Toute recherche associée et fondée sur des expérimentations rend le lien de causalité plus probable (basée surtout sur des essais cliniques randomisés).
9. Analogie. Parfois, un phénomène communément accepté dans un domaine peut être appliqué dans un autre domaine.

5. Les contraintes sur l'artère vertébrale (AV).

Le test de l'insuffisance vertébro-basilaire examine les contraintes sur les artères vertébrales durant les mouvements de la colonne cervicale. Le rôle de ce test serait de soumettre l'artère vertébrale hétérolatérale et/ou homolatérale à des contraintes de traction ou compression lors de la rotation de la colonne cervicale (Haynes et Milne, 2001). Le niveau le plus sensible à ce test serait le niveau atlanto-axoïdien (V3) car sa mobilité représente environ la moitié de la rotation totale du rachis cervical (Thiel, 1991; Grant, 1996).

Beaucoup d'auteurs ont mesuré le débit de l'artère vertébrale dans différentes positions et par différentes techniques. La majorité de ces études rapportent que le débit sanguin de l'artère vertébrale hétérolatérale est compromise lors de la rotation axiale maximale de la colonne cervicale (Refshauge, 1994; Grant, 1996; Licht et al., 1998a; Li et al., 1999; Rivett et al., 1999; Mitchell, 2003; Westaway et al., 2003; Zaina et al., 2003; Arnold et al., 2004; Mitchell, 2004; Mitchell et al., 2004; Taylor et Kerry, 2005; Thiel et Rix, 2005; McCarthy, 2006; Johnson et al., 2007; Dabus et al., 2008). Cependant, certains auteurs n'ont observé aucun différence dans le débit entre l'AV gauche et droite (Zaina C Fau - Grant et al.; Thiel et al., 1994; Licht et al., 1999; Licht et al., 2000; Haynes et Milne, 2001; Licht et al., 2002). Quelques études indiquent une augmentation du débit de côté hétérolatéral à la rotation (Rivett et al., 1999; Mitchell et Kramschuster, 2008) et homolatéral (Licht et al., 1998b). Ces résultats contradictoires sont probablement liés à des différences de méthodologies et de procédures pour mesurer les changements de débit sanguin de l'artère vertébrale.

Selon le coefficient de Poisson, l'allongement d'un vaisseau entraîne une diminution de son diamètre et peut en diminuer le flux qui le parcourt. Si l'allongement de l'endothélium passe au-delà des valeurs physiologiques en présence de plaque d'athérome dans la lumière artérielle il peut s'en suivre un changement dans le type d'écoulement. Ce changement de laminaire à l'écoulement turbulent, entraîne une augmentation des contraintes mécaniques sur les parois de l'artère et peut provoquer, en cas de fragilisation une dissection de l'artère (Nibu et al., 1997; Ivancic et al., 2006; Sawlani et al., 2006).

L'étude de Johnson et al. (2000) qui ont étudié les propriétés biomécaniques de 18 artères vertébrales *in vitro* chez 16 spécimens âgés de 28 à 90 ans. Les artères ont été découpées en forme de languettes de 2 mm de largeur et de 20 mm de longueur et en forme d'anneaux de 2 mm de largeur et ont été soumises à des contraintes de traction comme le montre la figure VII-4. Les indicateurs biomécaniques choisis dans cette étude sont la déformation maximale de rupture en %, la contrainte maximale de rupture en N/m^2 et le module de Young en N/m^2. Les résultats sont exprimés pour les segments V1, V2, V3 et V4 de l'artère vertébrale et en fonction de l'âge.

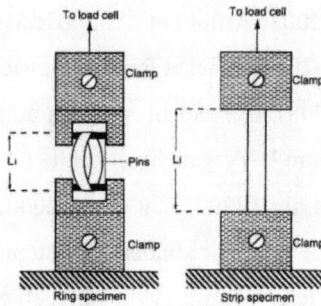

Figure VII-4 : Modèle expérimentale de positionnement des échantillons lors de tests contraintes-déformation de l'artère vertébrale – L_i correspond à la longueur initiale (Johnson et al., 2000).

Cette étude indique qu'il existerait une différence significative de la déformation maximale de rupture (%) entre les anneaux (59.4 %) et languettes (38.7%) de l'artère vertébrale et cette déformation de rupture diminue progressivement de V1 jusqu'à V4 (Fig. VII-5). Ces résultats indiquent que les artères vertébrales supportent mieux les contraintes transversales, donc de dilation que les contraintes de traction longitudinales et que les segments V3 et V4 présentent plus de fragilité (naturelle) que les segments V1 et V2 face à des contraintes de traction.

Le fait que l'artère ne réagit pas de façon identique aux contraintes longitudinales et transversales est l'expression de l'anisotropie propre à tout tissu biologique essentiellement dû à son inhomogénéité.

En définitive, l'anisotropie liée à l'inhomogénéité, l'influence du lieu de l'application de la contrainte selon le segment, l'influence de l'âge et d'innombrables autres facteurs rendent l'interprétation et la détermination exacte de la cause d'un accident que ce soit post-manipulatif ou autre, extrêmement difficile voire hasardeuse.

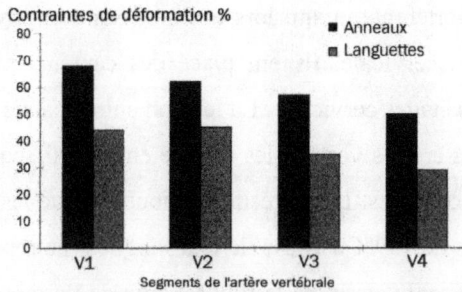

Figure VII-5 : La moyenne de déformation maximale avant rupture en % pour chaque segment de l'artère vertébrale (Johnson et al., 2000).

Toujours selon l'étude de Johnson, lorsqu'on tient compte de l'effet de l'âge, on remarque que seulement la déformation maximale avant rupture diminue significativement. Les contraintes maximales de rupture ne change pas en fonction de l'âge (Fig. VII-6a, b). Il faut aussi souligner la variabilité inter-sujet. Les valeurs maximales de certains spécimens jeunes peuvent être relativement faibles et comparables à celles des spécimens âgés (16-25% pour les déformations de rupture).

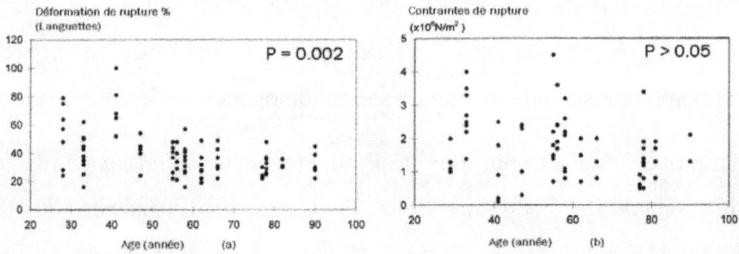

Fig. VII-6a, b : Déformation et contraintes de rupture en fonction de l'âge, montrant la variabilité inter-sujet (Johnson et al., 2000).

Symons et al. (2002) ont quantifié les contraintes et les forces supportées par les parois de l'artère vertébrale in situ lors des mouvements physiologiques et lors d'une manipulation cervicale. Ils ont placé des capteurs piézoélectriques par paire au niveau des étages cervicaux. La tension entre chaque paire de capteurs a été enregistrée. Les artères vertébrales ont été ensuite disséquées et soumises à des contraintes mécaniques. Leurs résultats montrent que les artères vertébrales peuvent être étirées de 139% à 162% de leur longueur au repos avant la rupture. Arnold et al. (2004) ont déterminé le flux sanguin de l'artère vertébrale pour six positions de la colonne cervicale (position neutre, rotation, extension, rotation et extension combinées à la traction, la position du test de Wallenberg ou de Kleyn et une position pré-manipulative) utilisées en pratique clinique sur 22 hommes et femmes âgés en moyenne de 35 ans sans pathologie vasculaire connue. Ils ont mesuré la variation du débit lors de la systole et de la fin de la diastole en utilisant l'écho-doppler en couleur. Les résultats ont montré une diminution significative du débit dans l'artère controlatérale au cours de la position pré-manipulative et lors de la rotation. L'âge et, le genre n'avaient pas d'influence sur le débit sanguin. Arnold et al. ont proposé d'utiliser la position pré-manipulative et la rotation comme test clinique afin d'évaluer les contraintes mécaniques sur l'artère vertébrale controlatérale afin de réaliser un dépistage utile pour identifier les individus à risque d'une insuffisance vertébro-basilaire.

Cagnie et al. (2005) ont mesuré le diamètre de 111 foramens transverses des vertèbres cervicales secs ; la présence d'ostéophytes influence fortement le diamètre du foramen transverse. L'origine anatomique, c'est-à-dire la racine des ostéophytes peut être antérieure à partir des processus unciformes et/ou peut être postérieure à partir des zygapophyses. À tous les niveaux cervicaux, les diamètres moyens des foramens gauches étaient supérieurs à ceux du côté droit. Les ostéophytes d'origine unciforme de vertèbres C5 et C6 ont été trouvés dans plus de 60%. Celles d'origine zygapophysaire étaient plus fréquents aux niveaux C3 et C4. Ces rétrécissements peuvent constituer un risque pour l'artère vertébrale pendant la manipulation. Les auteurs recommandent fortement de réaliser les tests de dépistage pour l'insuffisance vertébro-basilaire avant toute manipulation du rachis cervical. Ces tests ne devraient pas inclure seulement une position d'extension et une rotation, mais n'importe quelle position à partir de laquelle la manipulation planifiée sera effectuée.

Une étude préliminaire récente a été réalisée par Wuest et al. en 2010. Ces auteurs ont inséré 8 capteurs à base de cristaux piézoélectriques d'un diamètre de 0.5 mm sensibles aux ultrasons (sono micrométrie à 400 Hz) à l'intérieur de la lumière de l'artère vertébrale gauche et droite (Fig. VII-7). Ces cristaux indiquent le changement de position et ainsi déterminent la déformation des artères vertébrales lors des mouvements physiologiques. Ils ont comparé la rotation de la tête à la manipulation cervicale. Les résultats montrent que la déformation des artères vertébrales lors de la manipulation cervicale est nettement inférieure à celle de la rotation physiologique de la tête.

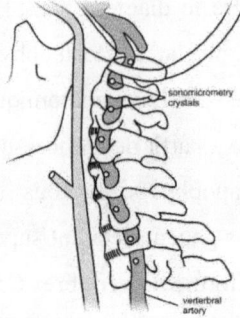

Fig. VII-7 : Schéma de l'artère vertébrale montrant la localisation des capteurs qui ont servi à mesurer le changement de longueur de l'artère vertébrale durant la rotation axiale et la manipulation de la colonne cervicale (Wuest et al., 2010).

Austin et al. (2010) ont quantifié les changements histologiques dans le tissu artériel de l'aorte ascendant de 12 lapins, divisés en deux groupes expérimental et contrôle (N = 6 chacun). Le groupe expérimental a été exposé à 1000 cycles de déformation de 6% et 30% de la longueur initiale *in situ*. Les résultats montrent qu'il n'y a pas de différence significative entre le groupe control et expérimental lorsque la déformation est de 6%. Par contre, lorsque la déformation est de 30%, les artères du groupe expérimental montrent des microlésions histologiques d'une manière significative par rapport au groupe contrôle.

Une étude récente a été réalisée par Herzog et al. en 2012, utilisant la même technique de Wuest *et al.* en 2010 pour évaluer les déformations de l'artère vertébrale *in vitro* pendant la manipulation par HVBA. Ils ont comparé les mouvements physiologiques dans les 3 plans anatomiques avec la position de rotation-extension de la colonne cervicale. Les résultats montrent que les déformations de l'artère vertébrale sont significativement plus faibles pendant la manipulation que pendant les mouvements physiologiques.

Le but de notre étude est de comparer la variation du trajet de longueur de l'artère vertébrale entre la position pré-manipulative et celle de la rotation passive maximale à gauche et à droite de la tête chez des sujets asymptomatiques.

Méthodologie

1. Echantillons

30 sujets asymptomatiques divisés en 3 groupes de 10 sujets ont participés à cette étude. Le premier groupe a réalisé la rotation droite composé de 6 sujets masculins et 4 féminins d'âge moyen de $23,6 \pm 2,2$ ans. Le deuxième groupe composé de 7 sujets masculins et de 3 sujets féminins d'âge moyen de $23,7 \pm 2,3$ ans a réalisé la rotation gauche. Le troisième groupe composé de 6 sujets masculins et de 4 sujets féminins sujets d'âge moyen $26,0 \pm 5.1$ ans a constitué le groupe de la position pré-manipulative par technique de composantes multiples. Tous les sujets sont asymptomatiques et ne présentaient pas d'antécédents de cervicalgie, ils n'avaient pas subi de traumatisme cervical antérieur à 6 mois. De fait, il s'agissait des mêmes sujets qui ont participé aux études relatées précédemment dans ce travail. Pour la facilité de lecture de ce chapitre nous reprenons ici l'essentiel de la méthodologie mise en place. Il s'agit donc des mêmes documents issus de l'imagerie par CT scan que lors des études précédentes.

Les procédures utilisées étaient conformes aux normes d'expérimentation humaine du comité éthique du CHU de Brugmann (Bruxelles) et ont été approuvées par le comité d'éthique institutionnel de l'hôpital pour le protocole de rotations (CE 2004/28) et la manipulation (CE 2004/30) [Annexe 1 et 2]. Tous les participants ont signé un consentement éclairé qui était une des conditions d'inclusion à l'étude.

2. Acquisition des images de CT scan

Un examen tomodensitométrique (CT Scan) de la colonne cervicale complète (C0 à C7) a été réalisé chez les 3 groupes de 10 sujets. L'acquisition des images pour le groupe de rotation droite et le groupe de rotation gauche a été réalisée en position neutre de la tête et en position de rotation passive maximale droite et gauche (voir chapitre 4). Pour le troisième groupe, les images ont été acquises en position neutre de la tête et lors d'une mise en tension pré-manipulative de la colonne cervicale en focalisant le niveau C4-C5 du côté droit. Cette position est obtenue selon la technique pour manipuler l'étage cervical C4-C5 à droite en décubitus dorsal. Un ostéopathe de plus de 20 ans d'expérience a réalisé la technique sur les sujets. Lors de la mise en tension finale de l'étage à manipuler, le praticien a donné le signal de début de l'acquisition. La technique à composantes multiples en position pré manipulative consiste à positionner la tête du sujet en rotation gauche associée à une latéroflexion droite, extension dans la colonne cervicale supérieure et flexion dans la colonne cervicale inférieure et traction. Aucune impulsion n'a été appliquée lors de cette procédure (voir chapitre 6).

Les images issues des 30 colonnes cervicales ont été segmentées grâce au logiciel Amira 3.0 © (voir chapitre 4) ce qui nous a permis d'utiliser les données informatiques (images de CT-Scan) et de placer les repères anatomiques dans les trois plans de l'espace. (Fig. VII-8)

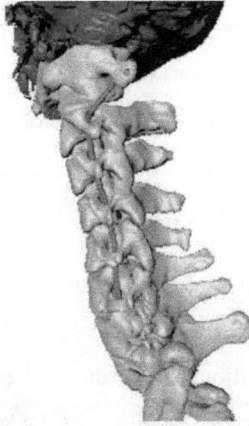

Fig. VII-8 : Illustration d'une segmentation et reconstruction 3D d'une colonne cervicale ensemble avec l'artère vertébrale reconstituée à partir des données CT-scan

3. Placement des repères

Les artères vertébrales sans injection étant invisibles sur les images de CT Scan, le marquage de celles-ci s'est fait au niveau de leur passage dans les foramens transversaires. Les calculs de variation de longueur sont donc basés sur les variations de longueur leurs trajet supposé passer à travers les foramens. Ainsi un marqueur a été placé au niveau de chaque foramen transversaire de C1 à C6 à droite et à gauche. La coupe de CT scan qui a été choisi est celle où le foramen a été le plus visible pour chaque étage vertébral. (Fig VII-5).

Le marquage a été réalisé par trois examinateurs différents afin de tester la reproductibilité inter-observateurs.

4. Calcul de la variation des distances entre les repères

Le système de référence utilisé est le même développé dans le chapitre II. Chaque marqueur présente 3 coordonnées (x,y,z). Le calcul de la distance entre deux marqueurs $M1_{(X1, Y1, Z1)}$ et $M2_{(X2, Y2 Z2)}$ se fait selon la formule :

$$\sqrt{(x2 - x1)^2 + (y2 - y)^2 + (z2 - z1)^2}$$

Afin de pouvoir comparer les sujets entre eux sans devoir tenir compte de leurs variations morphologiques, chaque distance a été ramenée en pourcentage relatif par rapport à la longueur en position neutre du côté correspondant droite ou gauche, pour la longueur de l'artère vertébrale C1-C6, C1-C2 et au niveau intersegmentaire (Fig. VII-9).

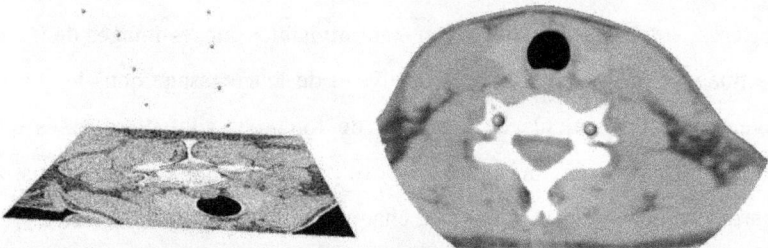

Fig. VII-9 : schéma de placement des repères anatomique 3D au niveau des foramens transverses

5. Statistiques

La normalité de la distribution a été testée par test de Shapiro-Wilk (P>0,05), ainsi que l'homogénéité des variances par le test de Levene (P > 0,05). Une analyse MANOVA (analyse multifactorielle de la variance) a été réalisée avec comme variable dépendante la variation de longueur (ΔL) et comme variables indépendantes le groupe (rotation droite, rotation gauche et pré-manipulation) et l'étage vertébral. Pour les longueurs de C1 à C6, C2 à C6 et C1 à C2, des post-hoc tests ont été réalisés (le test de LSD de Fisher). Tous ces tests ont été réalisés à l'aide du logiciel Statistica (8.0) ©.

Une étude de reproductibilité a été réalisée pour tester la fiabilité de la mesure. Trois observateurs ont participé à cette étude. Chaque observateur a répété 10 fois le placement des marqueurs anatomiques virtuels sur une colonne cervicale sélectionnée au hasard de C1 – C7. Le coefficient de corrélation de concordance (Lin, 1989) a été calculé ainsi que le RMS.

Résultats

La reproductibilité inter observateur est excellente avec des coefficients de corrélations de concordances supérieurs à 0,98. Les détails des résultats de l'étude de la reproductibilité de mesures sont exposés dans le tableau III-1 au chapitre III.

Le RMS intra observateur calculé pour toutes les coordonnées des marqueurs confondues, varie entre 0,2 et 0,4 mm et atteint une valeur maximale de 1,2 mm pour différents observateurs.

1. Variation de longueur en V2+V3 (C1-C6)

La longueur moyenne du trajet des artères vertébrales V2+V3 (C1-C6) pour les 30 sujets en position neutre est de 9,1 ± 0,6 cm à gauche et de 9,0 ± 0,6 cm à droite.

Tableau VII-2 : Moyenne en %, déviation standard (±DS) et le maximum de la variation de longueur du trajet de l'artère droite en V2+V3, le signe (-) signifie un raccourcissement.

Groupe	Δ Droite	Max	Δ Gauche	Max
Rotation gauche	12,9 ± 3,1	17,9	-4,2 ± 2,8	-7,5
Rotation droite	-4,5 ± 2,0	-8,5	11,9 ± 2,3	15,5
Pré-manipulation	-1,0 ± 3,6	5,3	6,2 ± 3,7	12,1

La variation de longueur du trajet de l'artère droite en position pré-manipulative droite est inférieure de manière très hautement significativement (P<0.001) à la variation de longueur du trajet de l'artère droite en rotation gauche. Ces variations de longueur correspondent pour la rotation gauche à un allongement de côté hétérolatéral tandis que pour la pré-manipulation C4-C5 à droite, la moyenne tend vers le raccourcissement hétérolatéral. (Tableau VII-2).

De même, la variation de longueur du trajet de l'artère gauche en position de pré-manipulation est inférieure de manière très hautement significative (P<0,001) à la variation de longueur du trajet de l'artère gauche en rotation physiologique droite. Dans les deux cas, ces variations de longueur correspondent à un allongement du trajet de l'artère. Par ailleurs, on constate que lors des rotations, les trajets des artères hétérolatérales s'allongent tandis que les trajets des artères homolatérales se raccourcissent (Fig. VII-10).

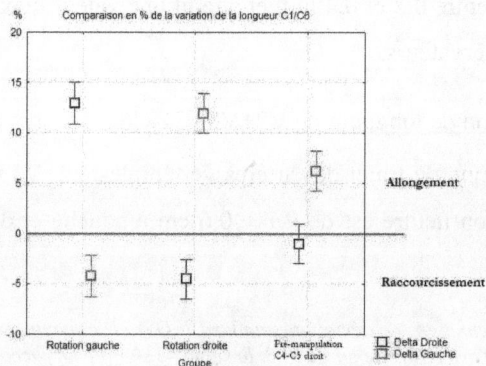

Fig. VII-10. Comparaison de la variation de longueur (%) du trajet de l'artère vertébrale en V2+V3 (de C1 à C6) dans les trois conditions expérimentales. Lors de la position de pré-manipulation C4-C5 à droite, la tête est en fait tournée à gauche.

2. Variation de longueur en V2 (C2-C6)

La variation de longueur du trajet de l'artère droite en position de pré-manipulation est inférieure de manière hautement significative (P<0,01) à la variation de sa longueur en rotation gauche. (Tableau VII-3). Par contre, la variation de longueur de l'artère gauche en position de pré-manipulation n'est pas inférieure de manière significatives (P>0,05) à la variation de longueur du trajet de l'artère gauche en rotation droite. Dans les deux cas, ces variations de longueur correspondent à un allongement du trajet de l'artère (Fig. VII-11). Par ailleurs, on constate que lors des rotations, les trajets des artères hétérolatérales s'allongent tandis que les trajets des artères homolatérales se raccourcissent. Cette différence est significative (P<0,05).

Tableau VII-3 : Moyenne en %, déviation standard (±DS) et le maximum de la variation de longueur du trajet de l'artère droite en V2, le signe (-) signifie un raccourcissement.

Groupe	Δ Droite	Max	Δ Gauche	Max
Rotation gauche	5,9 ± 2,2	9,5	-4,9 ± 2,0	-7,3
Rotation droite	-4,7 ± 2,0	-9,1	6,5 ± 1,8	9,6
Pré-manipulation C4-C5 droit	-1,9 ± 4,9	3,4	3,4 ± 4,7	10,6

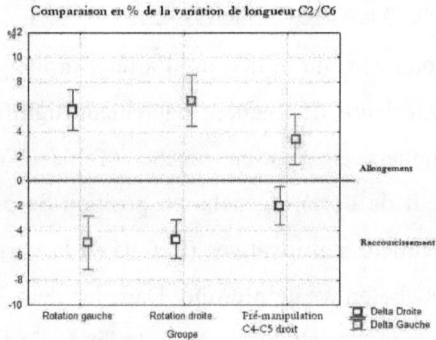

Fig. VII-1 : *Comparaison de la variation de longueur (%) du trajet de l'artère vertébrale V2 (C2-C6) dans les trois conditions expérimentales. Lors de la position de pré-manipulation C4-C5 à droite, la tête est en fait tournée à gauche.*

3. Variation de longueur en V3 (C1-C2)

La variation de longueur de l'artère droite en position de pré-manipulation est inférieure de manière très hautement significative ($P<0,001$) à sa variation en rotation gauche. Ces variations de longueur correspondent pour la rotation gauche à un allongement important. De même, la variation de longueur du trajet de l'artère gauche en position de pré-manipulation est inférieure de manière significative ($P<0,05$) à la variation de longueur du trajet de l'artère gauche en rotation droite (Tableau VII-3). Dans les deux cas, ces variations de longueur correspondent à un allongement de l'artère. Par ailleurs, on constate que lors des rotations, les trajets des artères homolatérales et hétérolatérales s'allongent (Fig. VII-12).

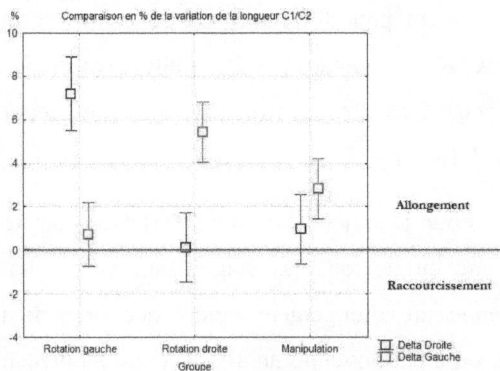

Fig. VII-12. *Comparaison de la variation de longueur (%) du trajet de l'artère vertébrale en V3 dans les trois conditions expérimentales. Lors de la position de pré-manipulation C4-C5 à droite, la tête est en fait tournée à gauche.*

Tableau VII-4 : *Moyenne en %, déviation standard (±DS) et le maxima de la variation de longueur du trajet de l'artère droite en V3, le signe (-) signifie un raccourcissement.*

Groupe	Δ Droite	Max	Δ Gauche	Max
Rotation gauche	7,1 ± 3,4	12,0	0,7 ± 2,0	4,3
Rotation droite	0,1 ± 1,8	3,0	5,4 ± 1,8	8,3
Pré-manipulation C4-C5 droit	0,9 ± 1,7	4,0	2,8 ± 2,4	6,0

4. Variations de longueurs inter segmentaires

<u>Rotation droite :</u> Pour le trajet de l'artère vertébrale droite, on constate un allongement pour C1/C2 et C2/C3 et un raccourcissement pour C3/C4, C4/C5 et C5/C6. Pour le trajet de l'artère vertébrale gauche, il y a un allongement de tous les étages sauf de C2/C3 où on a observé un raccourcissement (Tableau VII-5). L'allongement du trajet de l'artère gauche à l'étage C1/C2 est nettement plus important que pour les autres étages. (Fig. VII-13)

<u>Rotation gauche :</u> Pour le trajet de l'artère vertébrale droite, on constate un allongement moyen de tous les étages sauf de C2/C3 où on observe en moyenne un raccourcissement. Pour le trajet de l'artère vertébrale gauche, on note en

moyenne un allongement pour C1/C2 et C2/C3 et un raccourcissement pour C3/C4, C4/C5 et C5/C6 (Tableau VII-6). L'allongement du trajet de l'artère hétérolatérale à l'étage C1/C2 est significativement plus important que pour les autres étages. (Fig. VII-13)

Pré-manipulation : Pour le trajet de l'artère vertébrale droite, on constate un raccourcissement moyen de tous les étages sauf pour l'étage C1/C2 où on observe en moyenne un allongement tandis que pour le trajet de l'artère vertébrale gauche, on a en moyenne un allongement au niveau de chaque étage (Tableau VII-5). L'allongement le plus important se situe également à l'étage C1/C2 (Fig. VII-13).

Tableau VII-5 : *Moyenne et (±DS) des Variations en % de la longueur du trajet de l'artère vertébrale en fonction des niveaux cervicaux.*

	C1/C2	C2/C3	C3/C4	C4/C5	C5/C6
Rot. gauche delta gauche	$0,7 \pm 2,0$	$0,8 \pm 2,2$	$-1,4 \pm 2,2$	$-1,9 \pm 1,3$	$-2,4 \pm 1,6$
Rot. gauche delta droit	$7,1 \pm 3,4$	$-0,7 \pm 1,8$	$1,6 \pm 2,2$	$1,5 \pm 1,4$	$3,2 \pm 1,8$
Rot. droite delta gauche	$5,4 \pm 1,8$	$-0,6 \pm 1,8$	$2,7 \pm 2,3$	$2,3 \pm 1,6$	$2,1 \pm 1,6$
Rot. droite delta droit	$0,1 \pm 1,8$	$0,7 \pm 1,6$	$-1,4 \pm 1,6$	$-2,2 \pm 1,9$	$-1,8 \pm 1,3$
Pré-manip. delta gauche	$2,8 \pm 2,4$	$1,2 \pm 2,0$	$0,6 \pm 1,6$	$0,6 \pm 1,0$	$0,7 \pm 1,3$
Pré-manip. delta droit	$0,9 \pm 1,7$	$-0,3 \pm 1,0$	$-0,9 \pm 1,7$	$-0,1 \pm 0,9$	$-0,6 \pm 0,5$

5. Comparaison de la position pré-manipulative versus rotation droite et gauche pour le trajet de l'artère vertébrale droite et gauche.

Rotation droite : Pour le trajet de l'artère vertébrale droite, on ne constate qu'une différence significative à l'étage C4/C5. A cet étage, on a un raccourcissement dans les deux positions. Le raccourcissement en rotation droite est significativement plus important qu'en position pré-manipulative (Tableau VII-6 et Fig. VII-13). Pour le trajet de l'artère vertébrale gauche, on constate des différences significatives à tous les étages sauf à l'étage C5-C6. (Tableau VII-7 et fig. VII-13).

Rotation gauche : Pour le trajet de l'artère vertébrale droite, on constate des différences significatives aux étages C1/C2, C3/C4 et C5/C6. A l'étage C1/C2, nous avons observé un allongement dans les deux positions, l'allongement en rotation gauche est significativement plus important qu'en position pré-manipulative. Aux étages C3/C4 et C5/C6, on a observé un allongement hautement significative par rapport à la position pré-manipulative (Tableau VII-6 et Fig. VII-13). Pour le trajet de l'artère vertébrale gauche, on constate des différences significatives à tous les étages sauf à l'étage C2-C3 (Tableau VII-7 et fig. VII-13).

Tableau VII-6 : *Comparaison de la position de pré-manipulation versus rotation droite et gauche pour le trajet de l'artère vertébrale gauche (Valeur de P).*

	Pré-manipulation				
Etage	C1-C2	C2-C3	C3-C4	C4-C5	C5-C6
Rot. droite	p=0.30	p=0.18	p=0.54	p<0.008	p=0.17
Rot. gauche	p<0,001	p=0.61	p<0,001	P=0.06	p<0,001

Tableau VII-7: *Comparaison de la position de pré-manipulation versus rotation droite et gauche pour le trajet de l'artère vertébrale gauche (Valeur de P).*

	Pré-manipulation				
Etage	C1-C2	C2-C3	C3-C4	C4-C5	C5-C6
Rot. droite	p<0.002	p<0.021	p<0.016	p<0.043	=0.11
Rot. gauche	p<0.016	p=0.65	p<0.015	p<0.0028	P<0,001

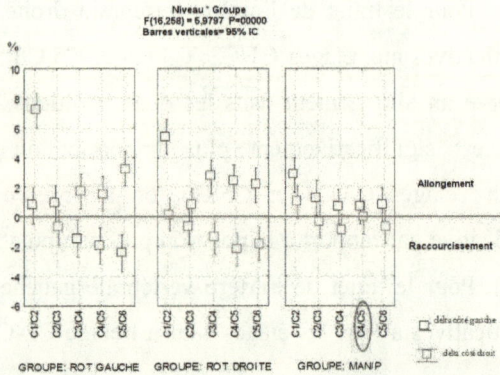

Fig. VII-13. Comparaison de la variation de longueur (%) du trajet de l'artère vertébrale étage par étage.

Discussion

A l'heure actuelle, les méthodes de visualisation de l'artère vertébrale les plus efficaces à l'heure actuelle sont l'angio-IRM et l'angio-scanner. Celles-ci nécessitent néanmoins l'injection d'un produit de contraste et, dans le cadre du scanner l'exposition à un certain temps d'irradiation(Sheth et al., 2001; Haynes et al., 2002; Sanelli et al., 2002; Bruneau et al., 2006c; Sawlani et al., 2006). Comme dans le cadre de notre étude, les images de CT-scan proviennent d'une base de données, un protocole a été mis en place afin de calculer les variations de longueur du trajet supposé de l'artère vertébrale dans différentes positions. En effet, l'absence d'utilisation de produit de contraste n'a pas permis le repérage précis de l'artère tout le long de son trajet.

Les foramens transverses de C6 à C1 qui ont servi de repères aux mesures sont les endroits où la probabilité de passage de l'artère est la plus importante. Les résultats obtenus ne tiennent donc pas compte des variations anatomiques possibles de l'artère vertébrale, ni d'eventuel glissement. Plus haut nous avons déjà mentionné les variations anatomiques décrites dans la littérature (Chapitre VII.1.1).

Notre étude suppose également que le trajet de l'artère est rectiligne entre chaque foramen et que l'artère ne glisse pas lors de son passage dans ces mêmes foramens. Or, l'artère n'est pas rectiligne entre chaque foramen (Curylo et al., 2000). De plus elle peut être soit fixe, en adhérant au périoste de la vertèbre, soit mobile et peut alors glisser lors de son passage dans le foramen (Abd el-Bary et al., 1995; George et Cornelius, 2001; Bruneau et al., 2006b). Pour ces raisons, dans le cadre de notre étude, il était nécessaire d'utiliser le terme « trajet supposé » de l'artère vertébrale plutôt que du trajet réel ou de l'artère elle-même.

Si on considère le trajet en V2 et V3, les variations de longueur lors des rotations gauche et droite suivent les mêmes tendances. Lors de la rotation, le trajet de l'artère hétérolatérale s'allonge en moyenne de 12%. Ces résultats confirment ceux des études antérieures (Haynes et Milne, 2001; Mann et Refshauge, 2001; Sheth et al., 2001; Arnold et al., 2004; Haynes, 2004). Le changement de débit sanguin dans les artères vertébrales dans des positions différentes de la tête, particulièrement lors de la rotation axiale passive maximale et dans la position pré-manipulative il y a une diminution de débit sanguin de côté hétérolatérale à la rotation. Les valeurs rapportées dans la littérature varient de 7% réalisé au niveau de C0 à C3 par Sheth et al. (2001) et à 10% selon Mann et Refshauge (2001). Le trajet de l'artère homolatérale se raccourcit en moyenne de plus de 4%. Les variations de l'artère homolatérale lors de la rotation n'ont fait l'objet que de peu d'études avec comme résultat soit un allongement soit aucune modification significative.

Cependant, certains auteurs n'ont observé aucun différence dans la variation du débit sanguin entre l'artère vertébrale gauche et droite (Thiel et al., 1994; Licht et al., 1999; Licht et al., 2000; Haynes et Milne, 2001; Licht et al., 2002; Zaina et al., 2003). Quelques études indiquent une augmentation du débit de côté hétérolatérale à la rotation (Rivett et al., 1999; Mitchell et Kramschuster, 2008) et homolatérale (Licht et al., 1998b). Ces résultats contradictoires sont probablement dus aux différences de méthodologies et de procédures utilisées pour mesurer les changements de débit sanguin.

Une étude récente a été réalisée par Herzog et al. (2012). Ils ont utilisé la technique de sono micrométrie afin d'évaluer les déformations de l'artère vertébrale *in vitro* pendant la manipulation par HVBA et les comparer à celles des ROM dans les 3 plans anatomiques et en position de rotation-extension de la colonne cervicale. Les résultats montrent que les allongements de l'artère vertébrale sont significativement plus faibles pendant la manipulation que pendant les mouvements physiologique. Malgré une différence méthodologique, nos résultats sont comparables avec ceux de Herzog et al., pour les valeurs moyennes et les maximales (tableau VII-8).

La valeur moyenne de déformation maximale de rupture de l'artère vertébrale humaine a été déterminée à 58% par Symons et al. (2002). Toutes nos valeurs, que ce soit pour la position de la tête en rotation ou en position pré-manipulative sont nettement en dessous des valeurs de rupture mécanique de l'AV avec la plus grande valeur mesurée de 17,9% dans la région V2+V3 représentant environ 30,8 % de la déformation maximale de rupture. Cependant, la déformation maximale de rupture pourrait être considérée comme une estimation grossière des dégâts qui peuvent avoir lieu dans les parois de l'artère sous forme de micro lésions à cause de la répétition de la manipulation dans le temps.

Afin de déterminer le comportement mécanique du tissu artériel, Austin et al. (2010) ont soumis l'aorte ascendante du lapin à 1000 cycles de répétitions d'étirement à plusieurs seuil de déformation à 0 % (group contrôle), 6 % et à 30% de la longueur initiale, les résultats montrent qu'après 1000 répétitions à 0 % et 6 % les parois des artères sont intactes et n'ont subi aucune micro-lésion. Par contre à 30 % de la déformation initiale les artères commencent à montrer des micros-lésions visibles. Même si un tel résultat n'est pas nécessairement transmissible directement à l'artère vertébrale humaine vu que l'équipe d'Austin a travaillé sur des segments d'aorte de lapin, cela montre que les artères sont préparées et adaptées naturellement à des contraintes de déformation dans des limites physiologiques.

Tableau VII-8 : Comparaison de l'allongement en % de l'AV en V2 et V3

	ROM				Pré-manip			
	V2	Max	V3	Max	V2	Max	V3	Max
Herzog et al. (2012)	4,9	12,7	12,2	22,9	1,4	4,6	3,8	12,6
Notre étude	6,3	9,6	6,2	10,1	3,4	10,6	2,8	6,0

Nos résultats restent inférieurs à ceux de Johnson et al. (2000) qui ont déterminé des déformations maximales de rupture sur des languettes coupées des parois des artères vertébrales en en allant pour le segment V2 à 45% et pour le segment en V3 à 35%. Cette même équipe souligne qu'il existe des variations importantes au niveau de la déformation maximale avant rupture entre les spécimens examinés.

Nous constatons que la déformation maximale de l'artère vertébrale, V2 et V3 confondus lors du positionnement pré-manipulatif est inférieure à celle de la rotation maximale passive. Cette constatation est en parfait accord de celle de Wuest et al. (2010) qui ont déterminé et comparé l'allongement de l'artère vertébrale lors des mouvements passifs à la manipulation de la colonne cervicale in-vitro. Les valeurs d'allongement maximales sont inférieures à 20%.

Lors de la position de pré-manipulation d'un niveau vertébral droit, le mouvement de rotation de la tête se fait vers la gauche, ce qui devrait entraîner un allongement de l'artère droite au vu des résultats décrits ci-dessus. Notre étude fait apparaître au contraire un raccourcissement moyen de 1% du trajet de l'artère droite et un allongement moyen de 6% du trajet de l'artère gauche. Ces variations de longueurs suivent la même tendance que celles rencontrées lors d'une rotation droite.

Ces résultats pourraient être expliqués grâce à la combinaison de plusieurs composantes du mouvement. Etant donné que le positionnement pré-manipulatif était focalisé sur l'étage C4-C5 à droite, le praticien réalise deux composantes principales, une rotation gauche et latéroflexion droite de la tête. On constate que l'allongement moyen du trajet de l'artère vertébrale gauche en pré-manipulation est très significativement inférieur à l'allongement moyen du trajet de l'artère vertébrale gauche en rotation droite (P<0,01).

On peut expliquer un tel comportement par le mécanisme physiologique des mouvements couplés au niveau de la colonne cervicale. La rotation axiale de la colonne cervicale induit une extension et une latéroflexion associée au côté opposé dans la colonne cervical supérieure et une latéroflexion du même côté dans la colonne cervical inférieure (Panjabi et al., 2001; Ishii et al., 2004; Salem et al., 2013).

Le niveau C1-C2 montre la plus grande amplitude de la rotation axiale qui représente 60% de la rotation totale rotation (Ishii et al., 2004a,b; Panjabi et al., 2001; Salem et al., 2012). Par ailleurs, ce niveau correspond également à la zone où le risque d'atteintes de l'artère vertébrale est le plus élevé (Thiel et al., 1994; Licht et al., 1999; Licht et al., 2000; Haynes et Milne, 2001; Licht et al., 2002; Zaina et al., 2003). Nos résultats permettent de confirmer la mobilité la plus grande du niveau C1/C2 avec un allongement maximal à ce niveau (du côté hétérolatéral lors des rotations et du côté homolatéral lors de la pré-manipulation). De plus, on remarque un allongement du trajet de l'artère vertébrale des deux côtés quel que soit le mouvement testé.

On constate cependant que la position de pré-manipulation par composantes multiples permet de diminuer considérablement l'allongement du trajet C1-C2 par rapport aux rotations physiologiques. Le trajet de l'artère vertébrale en V2 subit un allongement moindre et l'artère serait donc moins exposée aux contraintes.

Mis à part l'étage C1/C2 déjà exposé, seul l'étage C2/C3 présente des particularités lors des rotations physiologiques. On constate un allongement moyen du trajet homolatéral et un raccourcissement moyen du côté hétérolatéral. Vu l'écart type calculé à ce niveau (2%) qui représente le double de la valeur moyenne, on peut supposer que cette particularité est due à une variation inter-individuelle.

Bien que les résultats dans la position pré-manipulative soient significativement inférieurs à ceux de la rotation axiale physiologiques, nous ne pouvons pas exclure qu'il existe toujours un risque lié à la manipulation, il n'est jamais égal à zéro et il peut être fatal.

On peut catégoriser les facteurs de risques en 3 groupes (modifié d'après Klein et al., 2003) :

1- Les facteurs internes constitutionnels, qui sont lié au patient et qui favorisent une fragilité accrue des vaisseaux tels que la dysplasie fibromusculaire, les maladies du collagène comme la maladie de Marfan, la maladie d'Ehlers-Danlos type IV et Pseudoxanthoma elasticum, les artérites, la syphilis, la déficience en alpha-1-antitrypsine ou certains malformations (Janzen et al., 2009; Fan et al., 2011).

2- Les facteurs internes acquis, comme l'arthrose, la présence des ostéophytes peut réduire fortement le diamètre du foramen transverse. L'origine des ostéophytes peut être antérieure par les processus unciformes et/ou postérieur par les zygapophyses (Cagnie et al., 2005b). Ces rétrécissements entrainent un risque de fragilisation de l'AV pendant la manipulation par HVBA. L'hypertension artérielle, l'artériosclérose, le

- 143 -

tabagisme, le diabète et l'âge peuvent être retenus comme facteurs de risques acquis, ils sont en général décelés avec un examen clinique minutieux

3- Les facteurs externes, qui ne sont pas liés au patient, comme la compétence clinique et technique de l'ostéopathe. Le choix de la technique de manipulation (composantes multiple ou autre), la force appliquée et les amplitudes des composantes 3D du mouvement lors de la manipulation. (Salem et Klein, 2013) ont démontré qu'en utilisant des techniques à composantes multiples, les amplitudes sont significativement inférieures à une simple rotation passive maximale de la tête, ce qui réduirait le risque d'étirement sur les artères du cou.

Limitations de notre étude:

Durant cette étude il n'y a pas eu un thrust proprement dit et l'étude se limite à acquérir les données lors du positionnement pré-manipulatif. Le thrust est difficile à étudier par cette méthodologie en raison du son aspect dynamique et de sa durée qui très brève. Selon (Symons et al., 2012) la durée moyenne de la manipulation cervicale *in vivo* est de 175 ± 100 ms. Toutefois, il est logique de penser que le thrust soit susceptible d'allonger plus encore et de manière brusque le trajet de l'artère et éventuellement d'entraîner des lésions artérielles. Pour étudier l'effet du thrust, une des méthodes d'investigation pourrait être le doppler en ce qui concerne le flux et les contraintes.

Les variations de longueur obtenues l'ont été à partir d'une position de pré-manipulation en décubitus dorsal sur une vertèbre cervicale moyenne.

Les résultats obtenus ne peuvent être extrapolés aux autres étages ou à d'autres types de manipulations cervicales. Cette étude ne tient pas compte des forces exercées sur l'artère (irréalisable dans le cas présent).

D'autres limitations liées à la manipulation ont été développées précédemment dans le chapitre VI.

Conclusion

La variation de la longueur du trajet de l'artère vertébrale lors de la position de pré-manipulation est inférieure à celle de la rotation passive maximale de la tête. Il semblerait que le positionnement pré-manipulatif de la colonne cervicale ne provoquerait pas plus d'allongement qu'une rotation physiologique maximale de la tête. Lors de la rotation axiale de la tête, l'allongement de l'artère vertébrale a lieu du côté hétérolatéral et le raccourcissement du côté homolatéral.

Chapitre VIII   Conclusions générales

Synthèse des travaux :

Les travaux effectués et compilés dans livre, présentent une contribution à la compréhension de la cinématique tridimensionnelle intersegmentaire *in vivo* de la colonne cervicale lors de la manipulation ostéopathique par la technique dite à Haute Vitesse Basse Amplitude (HVBA) à composantes multiples, technique utilisée de plus en plus en ostéopathie

Pour d'atteindre cet objectif, nous avons développé des algorithmes mathématiques et les avons adaptés pour déterminer la cinématique d'un corps rigide dans l'espace. L'analyse, l'expression et la déscription de la cinématique 3D ont été réalisées selon le concept de l'axe hélicoïdal qui, en fonction des paramètres de localisation et d'orientation, permet une interprétation anatomique et clinique pragmatique. Afin de rendre nos résultats aussi abordables que possible par rapport à un publique plus large, nous nous sommes évertués de les exprimés en termes d'angles anatomiques largement compréhensible.

Notre intérêt s'est porté en premier lieu sur la compréhension de la cinématique tridimensionnelle intersegmentaire de la colonne cervicale lors de la rotation axiale de la tête chez les sujets asymptomatiques. Cette première étude nous a permis de quantifier et de qualifier les mouvements couplés 3D lors de la rotation maximale de la tête *in vivo*. Dans les conditions expérimentales de notre étude, la rotation axiale induit une extension et une latéroflexion associée au côté opposé dans la colonne cervicale supérieure et une latéroflexion du même côté dans la colonne cervicale inférieure. En plus, une extension a eu lieu à tous les niveaux au-dessus de C5 et une flexion aux niveaux inférieurs. Les amplitudes des mouvements couplés, dans les plans frontal et sagittal, présentent des variations inter sujets de 50 à plus de 100% des valeurs moyennes.

Les facteurs qui peuvent influencer les mouvements couplés sont nombreux:

- Le choix du système de coordonnées expérimental en termes de localisation et d'orientation.

- L'orientation des facettes articulaires dans les plans sagittal et frontal, respectivement appelés angles d'inclinaison et de déclinaison. Leur asymétrie droite / gauche et leur variabilité inter segmentaire doit être envisagée.

- La présence des processus unciformes et leur orientation 3D

- L'influence du mouvement principal de la tête sur l'orientation de l'axe hélicoïdal, par conséquence sur les mouvements associés. Le choix du mouvement primaire peut modifier l'angle d'inclinaison de l'axe hélicoïdal.

- La vitesse de déformation a une influence sur le module d'élasticité des structures et tissus passifs ; plus la vitesse du mouvement augmente, plus ces tissus augmentent leur résistance passive. D'autres facteurs peuvent être cités tels que la lordose cervicale, la cyphose thoracique, la force gravitaire.

- Les ligaments alaires au niveau de la colonne cervicale supérieure (C0-C1-C2). Un chapitre a été consacré à l'étude de la morphologie anatomique des ligaments alaires et leurs participations aux mouvements couplés lors de la rotation axiale de la tête en tenant compte de la cinématique 3D.

Les ligaments alaires sont relâchés en position neutre (Werne, 1957). Pendant que la tête tourne, les deux ligaments se mettent en tension, de manière un peu plus importante pour le ligament alaire opposé qui se met progressivement en tension et s'enroule autour du processus odontoïde ce qui réduit sa longueur. Ce ligament alaire qui est devenu plus court, exerce une traction sur le condyle occipital vers le bas et le dedans et fait basculer le crâne autour d'un axe antéro-postérieur ce qui induit un mouvement de latéroflexion hétérolatérale à la rotation axiale. Nos données cinématiques calculées entre C0-C2 montrent, qu'en position finale de la rotation axiale, il apparait une latéroflexion hétérolatérale. Cela induit un raccourcissement hétérolatéral et un allongement homolatéral des ligaments alaires.

Nous avons calculé les paramètres de localisation et d'orientation de l'axe hélicoïdal de la tête dans le référentiel de C2 lors de la rotation axiale de la tête. Les paramètres de localisation concernent le point de percée de l'axe, qui se situe dans le plan transversal, proche du bord latéral du processus odontoïde du même côté de la rotation axiale, proche de l'insertion du ligament alaire homolatéral. Les paramètres d'orientation sont définis par les angles d'inclinaison et déclinaison de l'axe. L'axe est toujours incliné vers l'avant par rapport au plan transversal quel que soit le sens de rotation ($84,8 \pm 9,2°$ pour la rotation gauche, $72,9 \pm 6,9°$ pour la rotation droite). De même pour l'angle de déclinaison, l'axe est toujours décliné vers le côté hétérolatéral par rapport à la rotation axiale (vers la droite $18,2 \pm 6,8°$, vers la gauche $16,9 \pm 6,8°$).

La troisième étude concerne la détermination de la cinématique 3D intersegmentaire de la colonne cervicale lors de la position pré-manipulative. Cette étude est la première à quantifier les amplitudes tridimensionnelles intersegmentaires de la colonne cervicale *in vivo* pendant la position pré-manipulative. Elle ouvre de nouvelles perspectives concernant la compréhension la cinématique 3D des techniques à composantes multiples. Un mécanisme inattendu de **contre-rotation** a été identifié aux niveaux inférieurs de la colonne cervicale. Les amplitudes inter segmentaires, lors du positionnement pré-manipulatif, sont inférieures à celles de la rotation axiale maximale de la tête.

Le dernier chapitre représente une étude visant à comparer la variation de longueur du trajet de l'artère vertébrale entre la position pré-manipulative et celle de la rotation passive maximale à gauche et à droite de la tête chez des sujets asymptomatiques. Cette étude nous a permis de conclure que la variation de la longueur du trajet de l'artère vertébrale lors de la position de pré-manipulation est inférieure à celle de la rotation passive maximale de la tête. Lors de la rotation axiale de la tête, l'allongement de l'artère vertébrale a lieu du côté hétérolatéral et le raccourcissement du côté homolatéral.

Reflexions personnelles, implications et recommandations aux praticiens :

A la lumière de ces résultats, il faut considérer le phénomène des mouvements couplés de la colonne cervicale comme multifactoriel, dans lequel l'interaction de ces différents facteurs peut influencer le mécanisme de couplage et sa variabilité sur les plans quantitatifs et qualitatifs (couplage homo- ou hétérolatéral).

Toutefois, le fait de tourner la tête fait intervenir au moins 34 articulations avec une cinématique particulière à six degrés de liberté pour orienter et stabiliser le regard dans le plan transversal. Ce phénomène est d'une grande complexité. Nous pouvons théoriquement modéliser la colonne cervicale comme un système complexe. Un tel système est le résultat de l'interaction de plusieurs sous-systèmes où la détermination de la position d'une vertèbre dans l'espace devient difficile, voire impossible, à prévoir et sera propre à chaque individu. Ainsi la conjugaison des mouvements au niveau intersegmentaire, pour parvenir à un même mouvement global, est propre à chaque individu.

A l'issue de nos travaux, nous considérons qu'il est impossible et déraisonnable de définir des lois mécaniques du comportement vertébral comme le font par exemple les « lois de Fryette » qui stéréotypent et catégorisent les patients. Traditionnellement beaucoup de formations en ostéopathie se réfèrent à ce modèle. Elles créent des adaptations pratiques issues de cette théorie sans prendre en compte les variations anatomiques qui rendent impossible une telle standardisation. On adapte alors le raisonnement clinique ostéopathique à une fausse théorie. Certains ostéopathes croient percevoir ainsi manuellement ce que l'anatomie et la physiologie ne démontrent pas.

Le mécanisme de contre-rotation observé en position pré-manipulative pourrait représenter un moyen précieux et pratique pour se focaliser, aussi précisément que possible, sur le niveau à manipuler. Nous pouvons dès lors parler d'une **« barrière de focalisation »** à la place de « barrière motrice » communément utilisée dans la nomenclature de la pratique manuelle.

En fait les amplitudes inter-segmentaires, lors du positionnement pré-manipulatif, sont inférieures à celles de la rotation axiale maximale de la tête. Le verrouillage des étages supérieurs à l'étage cible se fait en se basant sur les mouvements couplés physiologiques. En aucun cas la manipulation HVBA par la technique de composantes multiples ne peut être considérée comme « non physiologique ». Ce verrouillage des vertèbres supérieures maintient la vertèbre cible le plus proche possible de la zone neutre dans laquelle l'ostéopathe peut appliquer des forces externes dans le but de mobiliser/manipuler l'étage vertébrale dans des limites physiologiques.

Par conséquent, il est recommandé d'augmenter le nombre de degrés de liberté, appelés aussi composantes du mouvement, afin de réduire les amplitudes sur chaque segment vertébral.

Ces résultats sont en large contraste avec les modèles explicatifs de la manipulation vertébrale généralement admis en médecine manuelle. Ces modèles décrivent la manipulation à haute vitesse par déplacement de la tête et la colonne cervicale au-delà de la barrière passive. En plus, dans ces modèles les techniques ont été considérées avec un nombre limité de degrés de liberté (rotation et de traction), ce qui pourrait effectivement être préjudiciable, voir fatal dans certains cas, pour le patient.

A notre avis, ces modèles ont contribué à exagérer la réputation de dangerosité de la manipulation cervicale, notamment en comparaison à un traitement largement instauré pour les cervicalgies sur base d'anti-inflammatoires non-stéroïdiens (AINS). Les pathologies iatrogènes liées à l'utilisation des AINS sont bien connues. Les complications graves induites par les AINS comme l'hémorragie, la perforation ou la mort se produisent collectivement avec une incidence d'environ 2% par an en moyenne, et jusqu'à 10% par an à haut risque patients (Silverstein et al., 1995). Les évidences montrent qu'il y a une forte association entre la prise des AINS et un accident fatal par hémorragie gastro-intestinale supérieure. Le risque de décès est multiplié par 4,7 lors de la prise des AINS chez les personnes âgées de plus de 60 ans (Griffin et al., 1988).

Le risque d'accident après manipulation cervicale est extrêmement réduit mais réel et peut être fatal. Le taux de complication post manipulation de la colonne cervicale est de 5 à 10 par 10 millions de manipulations (Hurwitz et al., 1996).

Malgré le risque accru de la prise des AINS comparé au risque de la manipulation cervicale, il persiste une phobie de la manipulation cervicale et une banalisation médiatique de la prise des AINS (des publicités quotidiennes à la télévision de certains anti-inflammatoires comme le Nurofen 200mg et 400mg sont comparables à celles des consommables alimentaires).

Il existe une autre explication possible à la phobie des manipulations cervicales. Le fantasme de la manipulation, probablement associée aux films d'arts martiaux, continue à faire peur à la population médicale et non médicale. Le côté spectaculaire de l'accident dû à une manipulation est probablement supérieur à celui attribué à une hémorragie occulte dans la sphère gastro-intestinale.

Nos résultats concernant la longueur du trajet de l'artère vertébrale indiquent que le positionnement pré-manipulatif de la colonne cervicale engendrerait moins d'allongement qu'une rotation physiologique maximale de la tête. Un tel résultat, même s'il nécessite d'autres études pour le confirmer, pourrait avoir des répercussions cliniques importantes. Notamment dans le choix de la technique manipulative que le clinicien est inévitablement amené à prendre dès lors qu'il souhaite appliquer une technique HVBA.

En tout cas nous pouvons, à la lueur de ce travail, supposer que d'un point de vue du risque encouru par le patient, les techniques manipulatives à composantes multiples pourraient présenter un avantage par rapport à d'autres techniques. La technique appliquée dans ce travail semble bien minimiser les amplitudes de mouvements tant globaux que segmentaires et de surcroit n'entraîne guère d'allongement de l'artère vertébrale en comparaison avec un mouvement de rotation passive du rachis cervical.

Nous suggérons, sur base de ces éléments, d'augmenter le nombre de degrés de liberté (composantes de mouvement) lors du positionnement pré-manipulatif de manière à pouvoir maintenir l'étage à manipuler proche de la zone neutre.

Références

Abd el-Bary TH, Dujovny M, Ausman JI (1995) Microsurgical anatomy of the atlantal part of the vertebral artery. Surg Neurol 44 (4): 392-400.

Albuquerque FC, Hu YC, Dashti SR, Abla AA, Clark JC, Alkire B, Theodore N, McDougall CG (2011) Craniocervical arterial dissections as sequelae of chiropractic manipulation: patterns of injury and management. J Neurosurg 115 (6): 1197-1205.

Alund M, Larsson SE (1990) Three-dimensional analysis of neck motion. A clinical method. Spine 15 (2): 87-91.

Anderst WJ, Baillargeon E, Donaldson WF, 3rd, Lee JY, Kang JD (2011) Validation of a noninvasive technique to precisely measure *in vivo* three-dimensional cervical spine movement. Spine 36 (6): E393-400.

Anderst WJ, Donaldson WF, Lee JY, Kang JD (2013) Cervical spine intervertebral kinematics with respect to the head are different during flexion and extension motions. J Biomech 46 (8): 1471-1475.

Andriamanampisoa FT. (2008)Recalage multimodal 3D utilisant le modèle élastique, la méthode des éléments finis et l'information mutuelle dans un environnement parallèle. In: Informatique Toulouse: Université de Toulouse.

Antinnes JA, Dvorak J, Hayek J, Panjabi MM, Grob D (1994) The value of functional computed tomography in the evaluation of soft-tissue injury in the upper cervical spine. Eur Spine J 3 (2): 98-101.

Arnold C, Bourassa R, Langer T, Stoneham G (2004) Doppler studies evaluating the effect of a physical therapy screening protocol on vertebral artery blood flow. Man Ther 9 (1): 13-21.

Assendelft WJ, Bouter LM, Knipschild PG (1996) Complications of spinal manipulation: a comprehensive review of the literature. J Fam Pract 42 (5): 475-480.

Austin N, DiFrancesco LM, Herzog W (2010) Microstructural damage in arterial tissue exposed to repeated tensile strains. J Manipulative Physiol Ther 33 (1): 14-19.

Bear MF, Conners BW, Paradiso MA (2002) Neurosciences à la découverte du cerveau. Edition Pradel.

Bennett SE, Schenk RJ, Simmons ED (2002) Active range of motion utilized in the cervical spine to perform daily functional tasks. J Spinal Disord Tech 15 (4): 307-311.

Besl P, McKay N (1992) A Method for Registration of 3-D Shapes. IEEE PAMI 14 (2): 239-256.

Bland JH, Boushey DR (1990) Anatomy and physiology of the cervical spine. Semin Arthritis Rheum 20 (1): 1-20.

Bland JM, Altman DG (1986) Statistical methods for assessing agreement between two methods of clinical measurement. Lancet 1 (8476): 307-310.

Bogduk N, Mercer S (2000) Biomechanics of the cervical spine. I: Normal kinematics. Clin Biomech (Bristol, Avon) 15 (9): 633-648.

Bowen J, Patz J, Bailey J, Hansen K (1992) Dissection of vertebral artery after cervical trauma. Lancet 339 (8790): 435-436.

Bronfort G, Nilsson N, Haas M, Evans R, Goldsmith CH, Assendelft WJ, Bouter LM (2004) Non-invasive physical treatments for chronic/recurrent headache. Cochrane Database Syst Rev (3): CD001878.

Bruneau M, Cornelius JF, George B (2006) Anterolateral approach to the V1 segment of the vertebral artery. Neurosurgery 58 (4 Suppl 2): ONS-215-219; discussion ONS-219.

Bruneau M, Cornelius JF, Marneffe V, Triffaux M, George B (2006) Anatomical variations of the V2 segment of the vertebral artery. Neurosurgery 59 (1 Suppl 1): ONS20-24; discussion ONS20-24.

Byfield D. (2005)Manipulative thrust skills and other movements and related exercises--skills Cm, ed. Edinburgh: Elsevier Churchill Livingston. 141.

Cacciola F, Phalke U, Goel A (2004) Vertebral artery in relationship to C1-C2 vertebrae: an anatomical study. Neurol India 52 (2): 178-184.

Cagnie B, Barbaix E, Vinck E, D'Herde K, Cambier D (2005) A case of abnormal findings in the course of the vertebral artery associated with an ossified hyoid apparatus. A contraindication for manipulation of the cervical spine? J Manipulative Physiol Ther 28 (5): 346-351.

Cagnie B, Barbaix E, Vinck E, D'Herde K, Cambier D (2005) A vertebral artery without atlantic and intradural sections: a case report and a review of the literature. Ann Anat 187 (3): 271-275.

Cagnie B, Jacobs F, Barbaix E, Vinck E, Dierckx R, Cambier D (2005) Changes in cerebellar blood flow after manipulation of the cervical spine using Technetium 99m-ethyl cysteinate dimer. J Manipulative Physiol Ther 28 (2): 103-107.

Cassidy JD, Bronfort G, Hartvigsen J (2012) Should we abandon cervical spine manipulation for mechanical neck pain? No. BMJ 344

Cassidy JD, Lopes AA, Yong-Hing K (1992) The immediate effect of manipulation versus mobilization on pain and range of motion in the cervical spine: a randomized controlled trial. J Manipulative Physiol Ther 15 (9): 570-575.

Cattrysse E, Barbero M, Kool P, Gagey O, Clarys JP, Van Roy P (2007) 3D morphometry of the transverse and alar ligaments in the occipito-atlanto-axial complex: an *in vitro* analysis. Clin Anat 20 (8): 892-898.

Cattrysse E, Provyn S, Kool P, Clarys JP, Van Roy P (2011) Morphology and kinematics of the atlanto-axial joints and their interaction during manual cervical rotation mobilization. Man Ther 16 (5): 481-486.

Cattrysse E, Provyn S, Kool P, Gagey O, Clarys JP, Van Roy P (2009) Reproducibility of kinematic motion coupling parameters during manual upper cervical axial rotation mobilization: a 3-dimensional *in vitro* study of the atlanto-axial joint. J Electromyogr Kinesiol 19 (1): 93-104.

Chancey VC, Ottaviano D, Myers BS, Nightingale RW (2007) A kinematic and anthropometric study of the upper cervical spine and the occipital condyles. J Biomech 40 (9): 1953-1959.

Cobian DG, Sterling AC, Anderson PA, Heiderscheit BC (2009) Task-specific frequencies of neck motion measured in healthy young adults over a five-day period. Spine 34 (6): E202-207.

Cook JWt, Sanstead JK (1991) Wallenberg's syndrome following self-induced manipulation. Neurology 41 (10): 1695-1696.

Coulter I (1998) Efficacy and risk of chiropractic manipulation: what does the evidence suggest? Integrative Medicine 1 (2):

Cripton PA, Sati M, Orr TE, Bourquin Y, Dumas GA, Nolte LP (2001) Animation of *in vitro* biomechanical tests. J Biomech 34 (8): 1091-1096.

Crisco JJ, 3rd, Panjabi MM (1991) The intersegmental and multisegmental muscles of the lumbar spine. A biomechanical model comparing lateral stabilizing potential. Spine 16 (7): 793-799.

Crisco JJ, 3rd, Panjabi MM, Dvorak J (1991) A model of the alar ligaments of the upper cervical spine in axial rotation. J Biomech 24 (7): 607-614.

Curylo LJ, Mason HC, Bohlman HH, Yoo JU (2000) Tortuous course of the vertebral artery and anterior cervical decompression: a cadaveric and clinical case study. Spine 25 (22): 2860-2864.

Cyriax J (1984) Textbook of Orthopaedic Medicine. Balliere Tindall. London.

Dabbs V, Lauretti WJ (1995) A risk assessment of cervical manipulation vs. NSAIDs for the treatment of neck pain. J Manipulative Physiol Ther 18 (8): 530-536.

Dabus G, Gerstle RJ, Parsons M, Cross DT, 3rd, Moran CJ, Thompson R, Derdeyn CP (2008) Rotational vertebrobasilar insufficiency due to dynamic compression of the dominant vertebral artery by the thyroid cartilage and occlusion of the contralateral vertebral artery at C1-2 level. J Neuroimaging 18 (2): 184-187.

Daniels DL, Williams AL, Haughton VM (1983) Computed tomography of the articulations and ligaments at the occipito-atlantoaxial region. Radiology 146 (3): 709-716.

Delépine N (2011) La face cachée des médicament. Michalon-Paris.

Desfontaines P, Despland PA (1995) Dissection of the internal carotid artery: aetiology, symptomatology, clinical and neurosonological follow-up, and treatment in 60 consecutive cases. Acta Neurol Belg 95 (4): 226-234.

Dick AC, Coulter P, Hainsworth AM, Boston VE, Potts SR (1998) A comparative study of the analgesia requirements following laparoscopic and open fundoplication in children. J Laparoendosc Adv Surg Tech A 8 (6): 425-429.

Dugailly PM, Sobczak S, Moiseev F, Sholukha V, Salvia P, Feipel V, Rooze M, Van Sint Jan S (2011) Musculoskeletal modeling of the suboccipital spine: kinematics analysis, muscle lengths, and muscle moment arms during axial rotation and flexion extension. Spine 36 (6): E413-422.

Dumas JL, Sainte Rose M, Dreyfus P, Goldlust D, Chevrel JP (1993) Rotation of the cervical spinal column: a computed tomography *in vivo* study. Surg Radiol Anat 15 (4): 333-339.

Dupeyron A, Vautravers P, Lecocq J, Isner-Horobeti ME (2003) [Complications following vertebral manipulation-a survey of a French region physicians]. Ann Readapt Med Phys 46 (1): 33-40.

Dvorak J, Antinnes JA, Panjabi M, Loustalot D, Bonomo M (1992) Age and gender related normal motion of the cervical spine. Spine 17 (10 Suppl): S393-398.

Dvorak J, Baumgartner H, Brun L, Dalgaard J, Enevaldsene E, Fossgreen J (1991) Consensus and recommendations as to the side-effects and complications of manual therapy of the cervical spine. Manual Medicine 6

Dvorak J, Panjabi M, Gerber M, Wichmann W (1987) CT-functional diagnostics of the rotatory instability of upper cervical spine. 1. An experimental study on cadavers. Spine 12 (3): 197-205.

Dvorak J, Panjabi MM (1987) Functional anatomy of the alar ligaments. Spine 12 (2): 183-189.

Dvorak J, Panjabi MM, Hayek J (1987) Diagnosis of hyper- and hypomotility of the upper cervical spine using functional computerized tomography. Orthopade 16 (1): 13-19.

Dvorak J, Penning L, Hayek J, Panjabi MM, Grob D, Zehnder R (1988) Functional diagnostics of the cervical spine using computer tomography. Neuroradiology 30 (2): 132-137.

Dvorak J, Schneider E, Saldinger P, Rahn B (1988) Biomechanics of the craniocervical region: the alar and transverse ligaments. J Orthop Res 6 (3): 452-461.

Ernst E (2007) Adverse effects of spinal manipulation: a systematic review. J R Soc Med 100 (7): 330-338.

Evans DW (2010) Why do spinal manipulation techniques take the form they do? Towards a general model of spinal manipulation. Man Ther 15 (3): 212-219.

Evans DW, Breen AC (2006) A biomechanical model for mechanically efficient cavitation production during spinal manipulation: prethrust position and the neutral zone. J Manipulative Physiol Ther 29 (1): 72-82.

Fan F, Wang C, Xie X (2011) Endovascular treatment of a ruptured vertebral dissecting aneurysm associated with double-origin posterior inferior cerebellar artery. Catheter Cardiovasc Interv 77 (1): 150-153.

Feipel V, Rondelet B, Le Pallec J, Rooze M (1999) Normal global motion of the cervical spine: an electrogoniometric study. Clin Biomech (Bristol, Avon) 14 (7): 462-470.

Feipel V, Rondelet B, LePallec JP, DeWitte O, Rooze M (1999) The use of disharmonic motion curves in problems of the cervical spine. Int Orthop 23 (4): 205-209.

Fejer R, Kyvik KO, Hartvigsen J (2006) The prevalence of neck pain in the world population: a systematic critical review of the literature. Eur Spine J 15 (6): 834-848.

Ferrario VF, Sforza C, Serrao G, Grassi G, Mossi E (2002) Active range of motion of the head and cervical spine: a three-dimensional investigation in healthy young adults. J Orthop Res 20 (1): 122-129.

Fick R (1929) Ubersicht uber die Fragen der Gelenk und Muskel mechanik. Z Orthop Ihre Grenzgeb 512 320-327.

Fisher CM, Ojemann RG, Roberson GH (1978) Spontaneous dissection of cervico-cerebral arteries. Can J Neurol Sci 5 (1): 9-19.

Frumkin LR, Baloh RW (1990) Wallenberg's syndrome following neck manipulation. Neurology 40 (4): 611-615.

Fukunaga A, Tabuse M, Naritaka H, Nakamura T, Akiyama T (2002) Spontaneous resolution of nontraumatic bilateral intracranial vertebral artery dissections. Neurol Med Chir (Tokyo) 42 (11): 491-495.

Galtes I, Rodriguez-Baeza A, Subirana M, Barberia E, Castella J, Medallo J (2012) A proposed dissection procedure for vertebral arteries in forensic pathology. J Forensic Sci 57 (1): 212-214.

George B, Cornelius J (2001) Vertebral Artery: Surgical Anatomy. Operative Techniques in Neurosurgery 4 (4): 168-181.

Goel VK, Yamanishi TM, Chang H (1992) Development of a computer model to predict strains in the individual fibers of a ligament across the ligamentous occipito-atlanto-axial (C0-C1-C2) complex. Ann Biomed Eng 20 (6): 667-686.

Grant R (1996) Vertebral artery testing - the Australian Physiotherapy Association Protocol after 6 years. Man Ther 1 (3): 149-153.

Griffin MR, Ray WA, Schaffner W (1988) Nonsteroidal anti-inflammatory drug use and death from peptic ulcer in elderly persons. Annals of internal medicine 109 (5): 359-363.

Gross A, Miller J, D'Sylva J, Burnie SJ, Goldsmith CH, Graham N, Haines T, Bronfort G, Hoving JL (2010) Manipulation or mobilisation for neck pain. Cochrane Database Syst Rev (1): CD004249.

Gross AR, Hoving JL, Haines TA, Goldsmith CH, Kay T, Aker P, Bronfort G (2004) A Cochrane review of manipulation and mobilization for mechanical neck disorders. Spine 29 (14): 1541-1548.

Guo LY, Lee SY, Lin CF, Yang CH, Hou YY, Wu WL, Lin HT (2012)
Three-dimensional characteristics of neck movements in subjects
with mechanical neck disorder. J Back Musculoskelet Rehabil 25
(1): 47-53.

Guzman J, Haldeman S, Carroll LJ, Carragee EJ, Hurwitz EL, Peloso
P, Nordin M, Cassidy JD, Holm LW, Cote P, van der Velde G,
Hogg-Johnson S (2008) Clinical practice implications of the Bone
and Joint Decade 2000-2010 Task Force on Neck Pain and Its
Associated Disorders: from concepts and findings to
recommendations. European Spine journal 17 (1 Suppl): S 199-
S213.

Haldeman S, Carey P, Townsend M, Papadopoulos C (2002) Clinical
perceptions of the risk of vertebral artery dissection after cervical
manipulation: the effect of referral bias. Spine J 2 (5): 334-342.

Haldeman S, Kohlbeck FJ, McGregor M (2002) Unpredictability of
cerebrovascular ischemia associated with cervical spine
manipulation therapy: a review of sixty-four cases after cervical
spine manipulation. Spine 27 (1): 49-55.

Hartman L (1983) Hand book of Osteopathic Technique. N.M.K.
Publishers, Hadley Wood, Herts.

Haynes M (2003) Stroke after chiropractic manipulation as a result of
extracranial postero-inferior dissection. J Manipulative Physiol
Ther 26 (8): 534-535; author reply 535.

Haynes M (2004) Internal forces sustained by the vertebral artery
during spinal manipulative therapy. J Manipulative Physiol Ther
27 (1): 67-68; author reply 68.

Haynes M, Milne N (2001) Color duplex sonographic findings in human vertebral arteries during cervical rotation. J Clin Ultrasound 29 (1): 14-24.

Haynes MJ, Cala LA, Melsom A, Mastaglia FL, Milne N, McGeachie JK (2002) Vertebral arteries and cervical rotation: modeling and magnetic resonance angiography studies. J Manipulative Physiol Ther 25 (6): 370-383.

Henke W (1858) Die Bewegung zwischen Atlas und Epistropheus. Z rat Med III Reihe Bd 2, Leipzig und Heidelberg

Herr RD, Call G, Banks D (1992) Vertebral artery dissection from neck flexion during paroxysmal coughing. Ann Emerg Med 21 (1): 88-91.

Herzog W (2000) The mechanical, neuromuscular and physiologic effects produced by spinal manipulation. Churchill Livingston.New York.

Herzog W, Leonard TR, Symons B, Tang C, Wuest S (2012) Vertebral artery strains during high-speed, low amplitude cervical spinal manipulation. J Electromyogr Kinesiol

Hilal I. (2000)Étude biomécanique des structures articulaires en imagerie médicale application à l'analyse et à la simulation des mouvements humains Rennes: Université de Rennes.

Hill AB (1965) The Environment and Disease: Association or Causation? Proc R Soc Med 58 295-300.

Hing WA, Reid DA, Monaghan M (2003) Manipulation of the cervical spine. Man Ther 8 (1): 2-9.

Hosoya T, Nagahata M, Yamaguchi K (1996) Prevalence of vertebral artery dissection in Wallenberg syndrome: neuroradiological analysis of 93 patients in the Tohoku District, Japan. Radiat Med 14 (5): 241-246.

Hosoya T, Watanabe N, Yamaguchi K, Kubota H, Onodera Y (1994) Intracranial vertebral artery dissection in Wallenberg syndrome. AJNR Am J Neuroradiol 15 (6): 1161-1165.

Hufnagel A, Hammers A, Schonle PW, Bohm KD, Leonhardt G (1999) Stroke following chiropractic manipulation of the cervical spine. J Neurol 246 (8): 683-688.

Hurwitz EL (2012) Epidemiology: spinal manipulation utilization. J Electromyogr Kinesiol 22 (5): 648-654.

Hurwitz EL, Aker PD, Adams AH, Meeker WC, Shekelle PG (1996) Manipulation and mobilization of the cervical spine. A systematic review of the literature. Spine 21 (15): 1746-1759; discussion 1759-1760.

Hurwitz EL, Carragee EJ, van der Velde G, Carroll LJ, Nordin M, Guzman J, Peloso PM, Holm LW, Cote P, Hogg-Johnson S, Cassidy JD, Haldeman S (2008) Treatment of neck pain: noninvasive interventions: results of the Bone and Joint Decade 2000-2010 Task Force on Neck Pain and Its Associated Disorders. Spine 33 (4 Suppl):

Hurwitz EL, Carragee EJ, van der Velde G, Carroll LJ, Nordin M, Guzman J, Peloso PM, Holm LW, Cote P, Hogg-Johnson S, Cassidy JD, Haldeman S (2009) Treatment of neck pain: noninvasive interventions: results of the Bone and Joint Decade 2000-2010 Task Force on Neck Pain and Its Associated Disorders. J Manipulative Physiol Ther 32 (2 Suppl): 017.

Iai H, Moriya H, Goto S, Takahashi K, Yamagata M, Tamaki T (1993) Three-dimensional motion analysis of the upper cervical spine during axial rotation. Spine 18 (16): 2388-2392.

Ishii T, Mukai Y, Hosono N, Sakaura H, Fujii R, Nakajima Y, Tamura S, Iwasaki M, Yoshikawa H, Sugamoto K (2006) Kinematics of the cervical spine in lateral bending: *in vivo* three-dimensional analysis. Spine 31 (2): 155-160.

Ishii T, Mukai Y, Hosono N, Sakaura H, Fujii R, Nakajima Y, Tamura S, Sugamoto K, Yoshikawa H (2004) Kinematics of the subaxial cervical spine in rotation *in vivo* three-dimensional analysis. Spine 29 (24): 2826-2831.

Ishii T, Mukai Y, Hosono N, Sakaura H, Nakajima Y, Sato Y, Sugamoto K, Yoshikawa H (2004) Kinematics of the upper cervical spine in rotation: *in vivo* three-dimensional analysis. Spine 29 (7): E139-144.

Ivancic PC, Ito S, Tominaga Y, Carlson EJ, Rubin W, Panjabi MM (2006) Effect of rotated head posture on dynamic vertebral artery elongation during simulated rear impact. Clinical Biomechanics 21 (3): 213-220.

Jaffrin M, Goubel F (1998) Biomécanique des fluides et des tissus. Masson.

Janzen A, Steinhuber CR, Bogdahn UR, Schuierer GR, Schlachetzki F (2009) Ultrasound findings of bilateral hypoplasia of the vertebral arteries associated with a persistent carotid-hypoglossal artery. BMJ Case Rep 2009

Jeret JS, Bluth M (2002) Stroke following chiropractic manipulation. Report of 3 cases and review of the literature. Cerebrovasc Dis 13 (3): 210-213.

Johnson C, Grant R, Dansie B, Taylor J, Spyropolous P (2000) Measurement of blood flow in the vertebral artery using colour duplex Doppler ultrasound: establishment of the reliability of selected parameters. Man Ther 5 (1): 21-29.

Johnson EG, Houle S, Perez A, San Lucas S, Papa D (2007) Relationship between the Duplex Doppler Ultrasound and a Questionnaire Screening for Positional Tolerance of the Cervical Spine in Subjects with Suspected Vascular Pathology: A Case Series Pilot Study. J Man Manip Ther 15 (4): 225-230.

Kamina P (2002) Précis d'anatomie clinique Tome II. Maloine.Paris.

Kapandji IA (1985) Physiologie articulaire - tronc et rachis. Maloine.Paris.

KCE (2010) Etat des lieux de l'ostéopathie et de la chiropraxie en Belgique www.kce.fgov.be.

Khan S, Cloud GC, Kerry S, Markus HS (2007) Imaging of vertebral artery stenosis: a systematic review. J Neurol Neurosurg Psychiatry 78 (11): 1218-1225.

Kim HJ, Jun BY, Kim WH, Cho YK, Lim MK, Suh CH (2002) MR imaging of the alar ligament: morphologic changes during axial rotation of the head in asymptomatic young adults. Skeletal Radiol 31 (11): 637-642.

Klein P, Broers C, Feipel V, Salvia P, Van Geyt B, Dugailly PM, Rooze M (2003) Global 3D head-trunk kinematics during cervical spine manipulation at different levels. Clin Biomech (Bristol, Avon) 18 (9): 827-831.

Klein P, Sommerfeld P (2008) Biomécanique des membres inférieurs. Elsevier Masson.Paris.

Klein P, Sommerfeld P (2012) Biomechanik der Wirbelsäule, Grundlagen, Erkenntnisse und Fragestellungen. Elsevier.

Knapp M, Hall J (2010) Nonverbal Communication in Human Interaction. Wadsworth cengage Learning.Boston.

Krakenes J, Kaale BR, Rorvik J, Gilhus NE (2001) MRI assessment of normal ligamentous structures in the craniovertebral junction. Neuroradiology 43 (12): 1089-1097.

Kuether TA, Nesbit GM, Clark WM, Barnwell SL (1997) Rotational vertebral artery occlusion: a mechanism of vertebrobasilar insufficiency. Neurosurgery 41 (2): 427-432; discussion 432-423.

Lamy A (1999) Mécanique Partie I. Presses Universitaire de Bruxelles-ULB.Bruxelles.

Lansade C, Laporte S, Thoreux P, Rousseau MA, Skalli W, Lavaste F (2009) Three-dimensional analysis of the cervical spine kinematics: effect of age and gender in healthy subjects. Spine 34 (26): 2900-2906.

Laville A, Laporte S, Skalli W (2009) Parametric and subject-specific finite element modelling of the lower cervical spine. Influence of geometrical parameters on the motion patterns. J Biomech 42 (10): 1409-1415.

Li YK, Zhang YK, Lu CM, Zhong SZ (1999) Changes and implications of blood flow velocity of the vertebral artery during rotation and extension of the head. J Manipulative Physiol Ther 22 (2): 91-95.

Licht PB, Christensen HW, Hoilund-Carlsen PF (2000) Is there a role for premanipulative testing before cervical manipulation? J Manipulative Physiol Ther 23 (3): 175-179.

Licht PB, Christensen HW, Hoilund-Carlsen PF (2002) Carotid artery blood flow during premanipulative testing. J Manipulative Physiol Ther 25 (9): 568-572.

Licht PB, Christensen HW, Hojgaard P, Hoilund-Carlsen PF (1998) Triplex ultrasound of vertebral artery flow during cervical rotation. J Manipulative Physiol Ther 21 (1): 27-31.

Licht PB, Christensen HW, Hojgaard P, Marving J (1998) Vertebral artery flow and spinal manipulation: a randomized, controlled and observer-blinded study. J Manipulative Physiol Ther 21 (3): 141-144.

Licht PB, Christensen HW, Svendensen P, Hoilund-Carlsen PF (1999) Vertebral artery flow and cervical manipulation: an experimental study. J Manipulative Physiol Ther 22 (7): 431-435.

Lin LI (1989) A concordance correlation coefficient to evaluate reproducibility. Biometrics 45 (1): 255-268.

Lysell E (1969) Motion in the cervical spine. An experimental study on autopsy specimens. Acta Orthop Scand Suppl 123:121.

Maigne R (1989) Diagnostic et traitement des douleurs communes d'origine rachidienne. Expansion Scientifique Française Paris.

Maigne R. (1996)Diagnosis and treatment of pain of vertebral origin : a manual medicine approach Baltimore etc.: Williams & Wilkins. XVII, 550.

Maigne r (1996) les traitements de la colonne vertébrale. Encycl. Méd. Chir.Paris.

Malmstrom EM, Karlberg M, Fransson PA, Melander A, Magnusson M (2006) Primary and coupled cervical movements: the effect of age, gender, and body mass index. A 3-dimensional movement analysis of a population without symptoms of neck disorders. Spine 31 (2): E44-50.

Mann T, Refshauge KM (2001) Causes of complications from cervical spine manipulation. Aust J Physiother 47 (4): 255-266.

Marx P, Puschmann H, Haferkamp G, Busche T, Neu J (2009) [Manipulative treatment of the cervical spine and stroke]. Fortschr Neurol Psychiatr 77 (2): 83-90.

McCarthy C (2006) Priorities for research into the neurovascular complications of cervical spine manual therapy. Report from the MACP Chair on a discussion session at the 2004 CSP AGM--a session jointly chaired by Chris McCarthy MMACP, Roger Kerry MMACP, Gordon Smith MSOP and John Brew MMACP. Man Ther 11 (1): 85-86.

McCarthy CJ (2001) Spinal manipulative thrust technique using combined movement theory. Man Ther 6 (4): 197-204.

Mehrabian A, Wiener M (1967) Decoding of inconsistent communications. J Pers Soc Psychol 6 (1): 109-114.

Menendez-Gonzalez M, Garcia C, Suarez E, Fernandez-Diaz D, Blazquez-Menes B (2003) [Wallenberg's syndrome secondary to dissection of the vertebral artery caused by chiropractic manipulation]. Rev Neurol 37 (9): 837-839.

Metso TM, Tatlisumak T, Debette S, Dallongeville J, Engelter ST, Lyrer PA, Thijs V, Bersano A, Abboud S, Leys D, Grond-Ginsbach C, Kloss M, Touze E, Pezzini A, Metso AJ (2012)

Migraine in cervical artery dissection and ischemic stroke patients. Neurology 78 (16): 1221-1228.

Mierau D, Cassidy J, Bowen V, Dupuis P, Noftall F (1988). Manipulation and mobilization of the third metacarpophalangeal joint : quantitative radiographic and range of motion study. Manual Medicine 3

Miley ML, Wellik KE, Wingerchuk DM, Demaerschalk BM (2008) Does cervical manipulative therapy cause vertebral artery dissection and stroke? Neurologist 14 (1): 66-73.

Miller J, Gross A, D'Sylva J, Burnie SJ, Goldsmith CH, Graham N, Haines T, Bronfort G, Hoving JL (2010) Manual therapy and exercise for neck pain: A systematic review. Man Ther

Milne N (1993) Composite motion in cervical disc segments. Clinical Biomechanics 8 (4): 193-202.

Mimura M, Moriya H, Watanabe T, Takahashi K, Yamagata M, Tamaki T (1989) Three-dimensional motion analysis of the cervical spine with special reference to the axial rotation. Spine 14 (11): 1135-1139.

Mitchell J (2004) Differences between left and right suboccipital and intracranial vertebral artery dimensions: an influence on blood flow to the hindbrain? Physiother Res Int 9 (2): 85-95.

Mitchell J, Keene D, Dyson C, Harvey L, Pruvey C, Phillips R (2004) Is cervical spine rotation, as used in the standard vertebrobasilar insufficiency test, associated with a measureable change in intracranial vertebral artery blood flow? Man Ther 9 (4): 220-227.

Mitchell J, Kramschuster K (2008) Real-time ultrasound measurements of changes in suboccipital vertebral artery diameter and blood flow velocity associated with cervical spine rotation. Physiother Res Int 13 (4): 241-254.

Mitchell JA (2003) Changes in vertebral artery blood flow following normal rotation of the cervical spine. J Manipulative Physiol Ther 26 (6): 347-351.

Moller J, Nolte LP, Visarius H, Willburger R, Crisco JJ, Panjabi MM (1992) Viscoelasticity of the alar and transverse ligaments. Eur Spine J 1 (3): 178-184.

Morelli N, Gallerini S, Gori S, Chiti A, Cosottini M, Orlandi G, Murri L (2006) Intracranial hypotension syndrome following chiropractic manipulation of the cervical spine. J Headache Pain 7 (4): 211-213.

Mosby JS, Duray SM (2011) Vertebral artery dissection in a patient practicing self-manipulation of the neck. J Chiropr Med 10 (4): 283-287.

Mulkens TH, Broers C, Fieuws S, Termote JL, Bellnick P (2005) Comparison of effective doses for low-dose MDCT and radiographic examination of sinuses in children. AJR Am J Roentgenol 184 (5): 1611-1618.

Nagamoto Y, Ishii T, Sakaura H, Iwasaki M, Moritomo H, Kashii M, Hattori T, Yoshikawa H, Sugamoto K (2011) *In vivo* three-dimensional kinematics of the cervical spine during head rotation in patients with cervical spondylosis. Spine 36 (10): 778-783.

Nansel DD, Peneff A, Quitoriano J (1992) Effectiveness of upper versus lower cervical adjustments with respect to the amelioration of passive rotational versus lateral-flexion end-range asymmetries in otherwise asymptomatic subjects. J Manipulative Physiol Ther 15 (2): 99-105.

Nater B, Regli F, Bogousslavsky J (1991) [Wallenberg's syndrome due to dissection of the vertebral artery]. Rev Med Suisse Romande 111 (1): 39-41.

Nibu K, Cholewicki J, Panjabi MM, Babat LB, Grauer JN, Kothe R, Dvorak J (1997) Dynamic elongation of the vertebral artery during an *in vitro* whiplash simulation. Eur Spine J 6 (4): 286-289.

Nilsson N, Christensen HW, Hartvigsen J (1996) Lasting changes in passive range motion after spinal manipulation: a randomized, blind, controlled trial. J Manipulative Physiol Ther 19 (3): 165-168.

Nilsson N, Christensen HW, Hartvigsen J (1997) The effect of spinal manipulation in the treatment of cervicogenic headache. J Manipulative Physiol Ther 20 (5): 326-330.

Nyberg R (1993) Rational manual therapies. Williams&Wilkins.Baltimore.

Paciaroni M, Bogousslavsky J (2009) Cerebrovascular complications of neck manipulation. Eur Neurol 61 (2): 112-118.

Padhy D, Park SW, Jeong WK, Lee DH, Park JH, Han SB (2009) Femoroacetabular impingement due to synovial chondromatosis of the hip joint. Orthopedics 32 (12): 921.

Pal GP, Routal RV, Saggu SK (2001) The orientation of the articular facets of the zygapophyseal joints at the cervical and upper thoracic region. J Anat 198 (Pt 4): 431-441.

Panjabi M, Dvorak J, Crisco JJ, 3rd, Oda T, Wang P, Grob D (1991) Effects of alar ligament transection on upper cervical spine rotation. J Orthop Res 9 (4): 584-593.

Panjabi MM (1998) Cervical spine models for biomechanical research. Spine 23 (24): 2684-2700.

Panjabi MM, Crisco JJ, 3rd, Lydon C, Dvorak J (1998) The mechanical properties of human alar and transverse ligaments at slow and fast extension rates. Clin Biomech (Bristol, Avon) 13 (2): 112-120.

Panjabi MM, Crisco JJ, Vasavada A, Oda T, Cholewicki J, Nibu K, Shin E (2001) Mechanical properties of the human cervical spine as shown by three-dimensional load-displacement curves. Spine 26 (24): 2692-2700.

Panjabi MM, Krag MH, Goel VK (1981) A technique for measurement and description of three-dimensional six degree-of-freedom motion of a body joint with an application to the human spine. J Biomech 14 (7): 447-460.

Panjabi MM, Miura T, Cripton PA, Wang JL, Nain AS, DuBois C (2001) Development of a system for *in vitro* neck muscle force replication in whole cervical spine experiments. Spine 26 (20): 2214-2219.

Panjabi MM, Oxland TR, Parks EH (1991) Quantitative anatomy of cervical spine ligaments. Part I. Upper cervical spine. J Spinal Disord 4 (3): 270-276.

Panjabi MM, Summers DJ, Pelker RR, Videman T, Friedlaender GE, Southwick WO (1986) Three-dimensional load-displacement curves due to forces on the cervical spine. J Orthop Res 4 (2): 152-161.

Penning L (1978) Normal movements of the cervical spine. AJR Am J Roentgenol 130 (2): 317-326.

Penning L, Wilmink JT (1987) Rotation of the cervical spine. A CT study in normal subjects. Spine 12 (8): 732-738.

Pfirrmann CW, Binkert CA, Zanetti M, Boos N, Hodler J (2000) Functional MR imaging of the craniocervical junction. Correlation with alar ligaments and occipito-atlantoaxial joint morphology: a study in 50 asymptomatic subjects. Schweiz Med Wochenschr 130 (18): 645-651.

Poirier P, Charpy A (2010) Trait d'Anatomie Humaine. Nabu Press.

Ponge T, Cottin S, Ponge A, Debet J, Cioloca C, Sigaud M (1989) [Vertebro-basilar vascular accident after manipulation of the cervical spine]. Rev Rhum Mal Osteoartic 56 (7): 545-548.

Preul C, Joachimski F, Witte OW, Isenmann S (2010) Bilateral vertebral artery dissection after chiropractic maneuver. Clin Neuroradiol 20 (4): 255-259.

Preumont A (2004) Construction mécanique. Presses Universitaire de Bruxelles-ULB.Bruxelles.

Rat AC, Guillemi F (2004) Epidémiologie et impact médico-économique des cervicalgies. Revue de Rhumatologie 71 (8): 653-658.

Raynor RB, Moskovich R, Zidel P, Pugh J (1987) Alterations in primary and coupled neck motions after facetectomy. Neurosurgery 21 (5): 681-687.

Refshauge KM (1994) Rotation: a valid premanipulative dizziness test? Does it predict safe manipulation? J Manipulative Physiol Ther 17 (1): 15-19.

Rivett DA, Sharples KJ, Milburn PD (1999) Effect of premanipulative tests on vertebral artery and internal carotid artery blood flow: a pilot study. J Manipulative Physiol Ther 22 (6): 368-375.

Rossetti A, Combremont P, Bogousslavsky J (2000) Manipulations cervicales et dissection artérielle. Schweizer Archiv für Neurologie und Psychiatrie 151 247-252.

Rouvière H, Delmas A (1991) Anatomie humaine Masson.Paris Milan Barcelone.

Saldinger P, Dvorak J, Rahn BA, Perren SM (1990) Histology of the alar and transverse ligaments. Spine 15 (4): 257-261.

Salem W, Lenders C, Lepers Y, Mathieu J, Klein P (2011) Length variations of the vertebral artery *in vivo* . Comparative study between physiological rotation and pre-manipulative position of the cervical spine. Conference XXIII congress of biomechanics Brussels, Belgium.

Salem W, Lenders C, Lepers Y, Mathieu J, Klein P (2011) Variations de longueur de l'artère vertébrale *in vivo* : Étude comparative entre la rotation physiologique et la position prémanipulative de la colonne cervicale. La Revue de l'Ostéopathie 2

Sanelli PC, Tong S, Gonzalez RG, Eskey CJ (2002) Normal variation of vertebral artery on CT angiography and its implications for diagnosis of acquired pathology. J Comput Assist Tomogr 26 (3): 462-470.

Sawlani V, Behari S, Salunke P, Jain VK, Phadke RV (2006) "Stretched loop sign" of the vertebral artery: a predictor of vertebrobasilar insufficiency in atlantoaxial dislocation. Surg Neurol 66 (3): 298-304; discussion 304.

Schneider W, Dvorak J, Dvorak V, Tritscheler T (1988) Manual Medicine Therapy Thieme Medical Publishers.New-york.

Shekelle PG, Coulter I (1997) Cervical spine manipulation: summary report of a systematic review of the literature and a multidisciplinary expert panel. J Spinal Disord 10 (3): 223-228.

Sheth TN, Winslow JL, Mikulis DJ (2001) Rotational changes in the morphology of the vertebral artery at a common site of artery dissection. Can Assoc Radiol J 52 (4): 236-241.

Shimizu J, Nakagawa Y, Fuji Y, Nakase H, Mannen T (1992) [Wallenberg's syndrome due to vertebral artery dissection following minimal neck injury--report of two cases]. Rinsho Shinkeigaku 32 (4): 430-435.

Silverstein FE, Graham DY, Senior JR, Davies HW, Struthers BJ, Bittman RM, Geis GS (1995) Misoprostol reduces serious gastrointestinal complications in patients with rheumatoid arthritis receiving nonsteroidal anti-inflammatory drugs. A randomized, double-blind, placebo-controlled trial. Ann Intern Med 123 (4): 241-249.

Soderkvist I, Wedin PA (1993) Determining the movements of the skeleton using well-configured markers. J Biomech 26 (12): 1473-1477.

Spoor CW, Veldpaus FE (1980) Rigid body motion calculated from spatial co-ordinates of markers. J Biomech 13 (4): 391-393.

Sturzenegger M (1993) [Vertebral artery dissection following manipulation of the cervical vertebrae]. Schweiz Med Wochenschr 123 (27-28): 1389-1399.

Sturzenegger M (1994) [Vertebral artery dissection. Clinical aspects, non-invasive diagnosis, therapy--observations in 14 patients]. Nervenarzt 65 (6): 402-410.

Sturzenegger M, Mattle HP, Rivoir A, Rihs F, Schmid C (1993) Ultrasound findings in spontaneous extracranial vertebral artery dissection. Stroke 24 (12): 1910-1921.

Symons B, Wuest S, Leonard T, Herzog W (2012) Biomechanical characterization of cervical spinal manipulation in living subjects and cadavers. J Electromyogr Kinesiol 22 (5): 747-751.

Symons BP, Leonard T, Herzog W (2002) Internal forces sustained by the vertebral artery during spinal manipulative therapy. J Manipulative Physiol Ther 25 (8): 504-510.

Tay KY, U-King-Im J, Trivedi RA, Higgins NJ, Cross JJ, Davies JR, Weissberg PL, Antoun NM, Gillard JH (2005) Imaging the vertebral artery. Eur Radiol 15 (7): 1329-1343.

Taylor AJ, Kerry R (2005) The 'vertebral artery test'. Man Ther 10 (4): 297; author reply 298.

Thiel H, Rix G (2005) Is it time to stop functional pre-manipulation testing of the cervical spine? Man Ther 10 (2): 154-158.

Thiel H, Wallace K, Donat J, Yong-Hing K (1994) Effect of various head and neck positions on vertebral artery blood flow. Clinical Biomechanics 9 (2): 105-110.

Thiel HW (1991) Gross morphology and pathoanatomy of the vertebral arteries. J Manipulative Physiol Ther 14 (2): 133-141.

Thiel HW, Bolton JE (2008) Predictors for immediate and global responses to chiropractic manipulation of the cervical spine. J Manipulative Physiol Ther 31 (3): 172-183.

Thomas LC, Rivett DA, Attia JR, Parsons M, Levi C (2011) Risk factors and clinical features of craniocervical arterial dissection. Man Ther 16 (4): 351-356.

Tinel D, Bliznakova E, Juhel C, Gallien P, Brissot R (2008) Vertebrobasilar ischemia after cervical spine manipulation: a case report. Ann Readapt Med Phys 51 (5): 403-414.

Triano JJ, Schultz AB (1994) Motions of the head and thorax during neck manipulations. J Manipulative Physiol Ther 17 (9): 573-583.

Trott PH, Pearcy MJ, Ruston SA, Fulton I, Brien C (1996) Three-dimensional analysis of active cervical motion: the effect of age and gender. Clin Biomech (Bristol, Avon) 11 (4): 201-206.

Turgut M (2002) Ischemic stroke secondary to vertebral and cartid artery dissection following chiropractic manipulation of the cervical spine. Neurosurg Rev 25 (4): 267.

Van Sint Jan S, Salvia P, Hilal I, Sholukha V, Rooze M, Clapworthy G (2002) Registration of 6-DOFs electrogoniometry and CT medical imaging for 3D joint modeling. J Biomech 35 (11): 1475-1484.

Van Sint Jan S, Sobzack S, Dugailly PM, Feipel V, Lefevre P, Lufimpadio JL, Salvia P, Viceconti M, Rooze M (2006) Low-dose computed tomography: a solution for *in vivo* medical imaging and accurate patient-specific 3D bone modeling? Clin Biomech (Bristol, Avon) 21 (9): 992-998.

Vibert D, Rohr-Le Floch J, Gauthier G (1993) Vertigo as manifestation of vertebral artery dissection after chiropractic neck manipulations. ORL J Otorhinolaryngol Relat Spec 55 (3): 140-142.

Wand BM, Heine PJ, O'Connell NE (2012) Should we abandon cervical spine manipulation for mechanical neck pain? Yes. BMJ 7 (344):

Wen N, Lavaste F, Santin JJ, Lassau JP (1993) Three-dimensional biomechanical properties of the human cervical spine *in vitro*. I. Analysis of normal motion. Eur Spine J 2 (1): 2-11.

Werne S (1957) Studies in spontaneous atlas dislocation. Acta Orthop Scand Suppl 23 1-150.

Westaway MD, Stratford P, Symons B (2003) False-negative extension/rotation pre-manipulative screening test on a patient with an atretic and hypoplastic vertebral artery. Man Ther 8 (2): 120-127.

White AA, 3rd, Panjabi MM (1978) The clinical biomechanics of the occipitoatlantoaxial complex. Orthop Clin North Am 9 (4): 867-878.

White AA, Panjabi MM (1990) Clinical Biomechanics of the Spine. Lippincott Company.Philadelphia and Toronto.

Whittingham W, Nilsson N (2001) Active range of motion in the cervical spine increases after spinal manipulation (toggle recoil). J Manipulative Physiol Ther 24 (9): 552-555.

Woltring HJ, Huiskes R, de Lange A, Veldpaus FE (1985) Finite centroid and helical axis estimation from noisy landmark measurements in the study of human joint kinematics. J Biomech 18 (5): 379-389.

Wu G, Siegler S, Allard P, Kirtley C, Leardini A, Rosenbaum D, Whittle M, D'Lima DD, Cristofolini L, Witte H, Schmid O, Stokes I (2002) ISB recommendation on definitions of joint coordinate system of various joints for the reporting of human joint motion--

part I: ankle, hip, and spine. International Society of Biomechanics. J Biomech 35 (4): 543-548.

Wuest S, Symons B, Leonard T, Herzog W (2010) Preliminary report: biomechanics of vertebral artery segments C1-C6 during cervical spinal manipulation. J Manipulative Physiol Ther 33 (4): 273-278.

Yamaguchi S, Sakata K, Nakayama K, Shigemori M (2003) [A case of embolic infarction originating from extracranial vertebral artery stenosis by cervical spondylosis at C5/6: its pathogenesis and surgical treatment]. No Shinkei Geka 31 (10): 1111-1116.

Yeh HF, Seak CJ, Chiu TF, Chang YC (2009) Traumatic vertebral artery dissection and Wallenberg syndrome after a motorcycle collision. Am J Emerg Med 27 (1): 131 e131-133.

Zaina C, Grant R, Johnson C, Dansie B, Taylor J, Spyropolous P (2003) The effect of cervical rotation on blood flow in the contralateral vertebral artery. Man Ther 8 (2): 103-109.

Table des matières

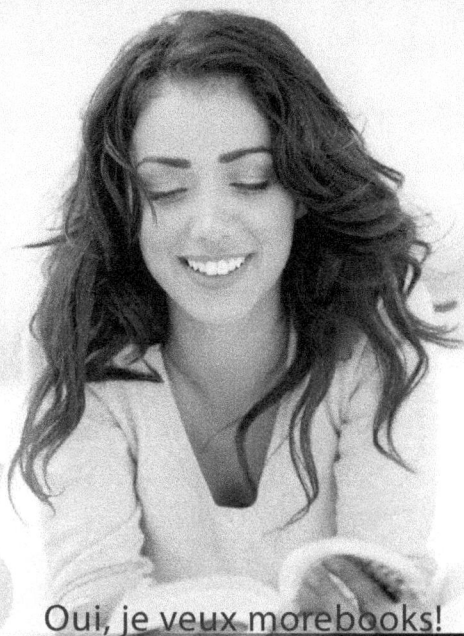

* 9 7 8 3 8 4 1 6 2 9 2 7 2 *